からだを温めると増える

HSPが病気を必ず治す

自分で
できる

愛知医科大学医学部助教授
医学博士
伊藤 要子

ビジネス社

はじめに

私たちは日ごろ、さまざまな病気や、ストレス傷害（ストレス潰瘍、腎不全、肝不全、放射線障害、舌やけど、疲労、筋肉痛など）を経験します。その原因の根本は、実はすべて、細胞のなかにあるタンパク質の傷害から起こります。

このタンパク質の傷害を修復してくれるのが、「ＨＳＰ」（Heat Shock Protein＝熱ショックタンパク質）なのです。

ＨＳＰは、とてもかしこくて心が広く、相手がどんなタンパクでも、そのタンパクの傷害部位を見つけて修復し、良いタンパクにしてくれます。ですから、ＨＳＰは広い範囲にわたって有効性を示し、さまざまな病気やストレス傷害を軽減し治癒してくれるのです。

この本では、ＨＳＰを効果的に増加させる「マイルド加温療法」を中心に述べています。ＨＳＰは自分自身で増やすことができます。自分では気づいていなくても、ＨＳＰのお世話になっている場合もあります。

私がＨＳＰに出会ったのは、今から約15年前です。大学を卒業後、血液が固まったり溶けたりする、血液凝固・線溶の研究をしていました。その後放射線によるガン治療、放射線防御、さらに温熱療法の研究にたずさわることになりました。温熱療法は、一般には放射線科が実施します。私はそこでＨＳＰに出会い、まだＨＳＰと呼ばれる前の「温熱耐性」の研究からはじまりました。

　最初、温熱による傷害をウサギで調べていました。研究費はわずかなので、ウサギは必要数のみ購入し、工面しながら実験していました。あるとき、大変やせていて実験に使用できないウサギが１羽いたので、その前の週に加温実験に使用したウサギを再度使用することにしました。

　加温温度を高くしていくと、通常、ウサギは播種性血管内凝固症候群（ＤＩＣ）になります。ＤＩＣとは簡単にいうと、さまざまな重症疾患（悪性腫瘍、急性白血病、手術後など）をきっかけに、小さな血管に血液の固まりができ、つまり（血栓）が生じる危険な状態になります。血栓が多発することによって、血小板などの血液を固める物質がたくさん消費されるので減少し、出血しやすくなります。重篤な病気の末期にはこのＤＩＣに陥ります。

　本来なら、高い温度で加温したウサギもこのＤＩＣになるはずなのですが、なぜか１羽だけ高温で加温してもＤＩＣにならないウサギがいました。それが、前述した１

度加温実験に使用したウサギです。つまり、あらかじめ加温したウサギは、次に高温で加温しても温熱傷害のＤＩＣにならなかったのです。

温熱療法では、これを「温熱耐性」といいます。ＤＩＣが予備加温で防げるということは、臨床的には画期的なことです。すぐに学会で発表しましたが、当時はあまり注目されませんでした。この温熱耐性の原因物質が、ＨＳＰであることはあとで明らかになりました。

ウサギの実験でＨＳＰに関心をもった私たちは、菊池有純氏（愛知県一宮市・大雄会病院第2医科学研究所）のご協力を得て、「ＨＳＰの測定法」を確立しました。以来、ＨＳＰのさまざまな生体防御効果を検討してきました。

思えばあのとき、変なウサギだということでかたづけてしまって、温熱耐性に気がつかなかったら、今のＨＳＰの研究はなかったかもしれません。しばしば「変な結果」のなかに新しい結果が隠れていることがあります。また、心まで貧しくなってはいけませんが、貧しいことは、しばしば新しい発見につながります。

私は、いつもＨＳＰに励まされてきました。みなさんにもＨＳＰを知ってもらい、元気になってもらいたいと思いこの本を書きました。私のＨＳＰに関する知識を網羅しました。研究データも紹介しています。そのため少しむずかしいかもしれませんが、常に、バックグランドにはサイエンスがあることを知ってもらいたいと思ったからです。できるだけ分かりやすくと自分にいい聞かせながら書いたつもりですが、分からないところも出てくると思います。そんなときは、自分の興味のある章から読んでください。また何をどうすれば良いかをすぐに知りたい方は、5章「自分でできるHSPの増やし方」からお読みください。そしていつも手元に置いて、みなさんの健康にお役立ていただけたら幸いです。

HSPはみなさんの体の細胞1個1個のなかにあります。そして、毎日毎日、悪くなったタンパクを修復して良いタンパクにして細胞を元気にしてくれます。

今日も、元気にお仕事に学校に出かけてください。あなたの細胞には、あなたを守ってくれるHSPがいるのです！

『からだを温めると増えるＨＳＰが病気を必ず治す』目次

2章　加温でＨＳＰは本当に増える？　本当に効く？　43

5章　自分でできるＨＳＰの増やし方　99

6章　加温して運動能力向上――温熱トレーニング　125

10章　ガンの温熱療法最先端　189

1章

HSPってなに？

HSPを増やすマイルド加温療法と温熱療法

温熱療法は、「ガンの温熱療法」と「HSPによる温熱療法」の2つに大きく分けられます。日本では温熱療法というと、最後の章で詳しく述べるガンの温熱療法が大きなウェイトを占めています。この原理を発展させ、熱というショックを受けて細胞からつくられるタンパク質「HSP」(ヒート・ショック・プロテイン=Heat Shock Protein)が、最近、さまざまな病気やストレス傷害から体を守り、老化や痴呆の予防、さらには運動能力までも向上させることが分かってきました。

ガンの温熱療法は、目的はガン細胞を殺すことです。ガン細胞が死ぬ温度(43℃)以上の温熱や、さらに高い温度(60℃以上、100℃以上の部位もある)で細胞を焼き殺す、熱凝固を利用した方法(ラジオ波熱凝固療法)もあります。

これに対して、HSPを利用する温熱療法は、細胞を強く元気にすることが目的です。良い細胞や、弱った細胞にHSPを増加させるために体を加温します。その際、高い温度は必要なく、細胞がストレスと感じ、HSPを誘導する温度(41℃)で体を加温すればよいので、ガン治療の温熱療法と区別して、私たちは「マイルド加温療

図1　**温熱療法**

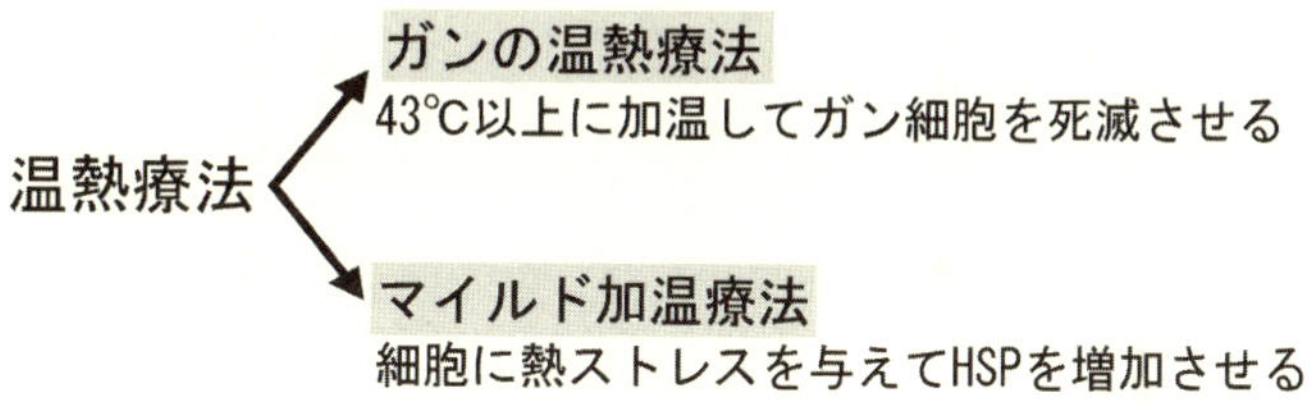
温熱療法
ガンの温熱療法
43℃以上に加温してガン細胞を死滅させる
マイルド加温療法
細胞に熱ストレスを与えてHSPを増加させる

法」と呼んでいます。

■結論「体を温めると増える、ＨＳＰはなぜ病気を治すのか」

なぜＨＳＰを増やす「マイルド加温療法」に効果があるのか、詳しい説明に入る前に、結論を先に述べておきます。

①すべての外的傷害、病気、ストレス傷害で悪くなるのはタンパク質

私たちの体は60兆個の細胞からできています。病気になったり、傷害を受けることは、細胞のなかのタンパクが傷害されるためで、タンパクの構造が異常（折りたたみ異常）になることです。

②ＨＳＰはどんなときでも、悪くなったタンパク質を良いタンパク質に修復

細胞のほとんどはタンパクでできています。ＨＳＰは、相手が大きなタンパクでも、格好いいタンパクでも、極道のタンパクでも、美人のタンパクでも、どんなタンパクであろうと折りたたみ構造に異常があれば、修復します（図2）。

③細胞には、２とおりの死に方がある

細胞は、病気になったり大きな傷害を受けると死にます。細胞が死ぬときは、どん

図2　HSPはどんな病気のタンパクも修理してくれる

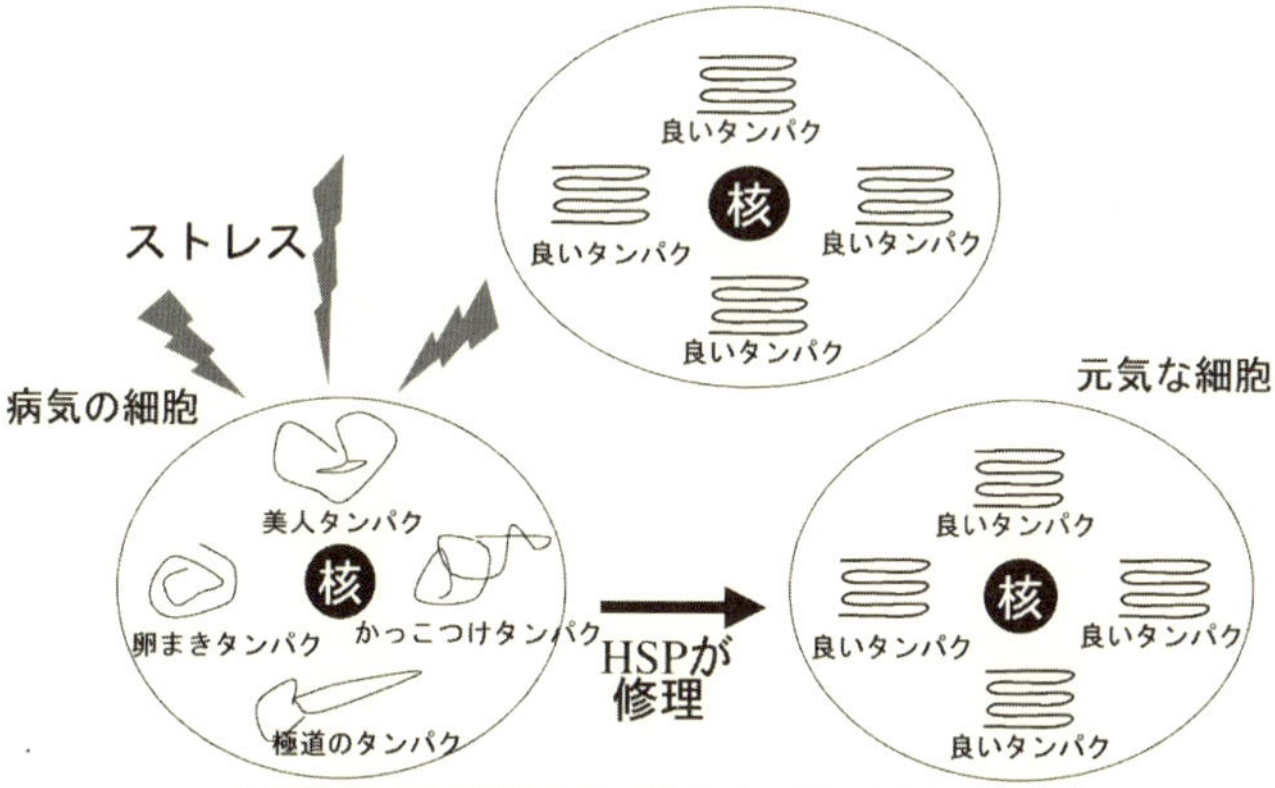
ストレス
病気の細胞
美人タンパク
卵まきタンパク
核
かっこつけタンパク
極道のタンパク
HSPが
修理
元気な細胞
良いタンパク
良いタンパク
核
良いタンパク
良いタンパク
良いタンパク
良いタンパク
核
良いタンパク
良いタンパク

HSPはどんな原因でタンパクが傷害を受けようが
どんなタンパクも修理して元気な細胞にしてくれる

な細胞も「壊死」か「アポトーシス」という死に方で死にます（両者の区別がつきにくい場合もあります）。

④ＨＳＰは、特にアポトーシス（35ページ参照）での死の過程を抑制し、細胞を強化する

⑤異常になったタンパクを修復し、細胞を強化するＨＳＰは加温すると増加する

⑥加温すると、いろんな傷害が修復され、細胞が強くなる

⑦マイルド加温療法はいろいろな病気、傷害に有効

ＨＳＰは、いわばトランプのカードの「ジョーカー」のようなタンパクです。ＨＳＰは、どんな傷害のときにも有効だからです。いろいろな薬がありますが、薬は特定の病気、特定の傷害のときにのみ有効です。どんなときにも有効なＨＳＰと、特定のときだけ有効の薬との大きく違う点です。ただし、ＨＳＰには限りがあります。有効期間もあります。あまりに強く傷害された細胞は、ＨＳＰさえつくることができないので、修復が困難です。そして、「熱」の感じ方は人それぞれ異なるので、「ＨＳＰの増加には個人差がある」ということは頭の隅に置いておいてください。

この本ではいつ、どんなとき、そのジョーカーが出てくるのかを学びます。

さあ、ではじめましょう。

図３　**生体防御作用とストレス・タンパク＝HSP**

私たちの体には、外的障害やさまざまな病気に対し、
自分を守ろうとする能力があります

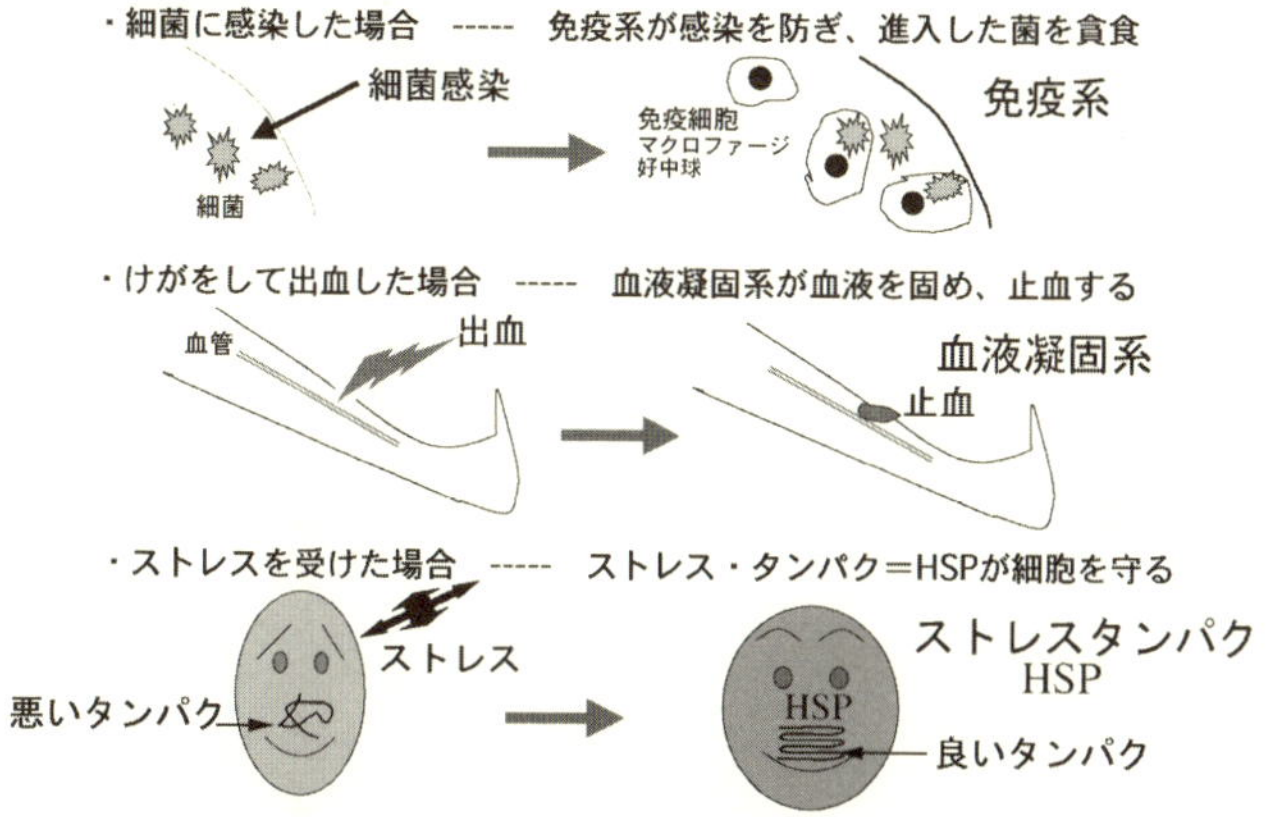
・細菌に感染した場合　-----　免疫系が感染を防ぎ、進入した菌を貪食
細菌感染
細菌
免疫細胞
マクロファージ
好中球
免疫系
・けがをして出血した場合　-----　血液凝固系が血液を固め、止血する
血管
出血
血液凝固系
止血
・ストレスを受けた場合　-----　ストレス・タンパク＝HSPが細胞を守る
ストレス
悪いタンパク
ストレスタンパク
HSP
HSP
良いタンパク

だれでもみんな自分（細胞）を守るシステムをもっている

私たちは病気やさまざまな外的傷害に対して、自分で自分を守ろうとする能力をもっています。たとえば、細菌やウイルスに感染したときは、免疫系がはたらいて、進入してきた細菌やウイルスを殺してくれます。けがをして出血すれば、血液凝固系がはたらいて血液を固め止血してくれます。

もしも体内で血液が固まってしまうと大変なことになります。脳の血管で血液が固まれば脳梗塞（こうそく）、心臓の血管であれば心筋梗塞になります。血液が体外へ出たときは、逆に固まらないと大変なことになります。動脈の血液であれば全血液の４分の１（約

1リットル）、静脈であれば2分の1（約2・5リットル）の量が出血すると人間は死にいたります。転んでけがなどで出血したぐらいでそんなことにならないよう、私たちが自分で止血しようとしなくても、自然に血液が止まり、自然に治す仕組みを体はもっています。これを「生体防御作用」といいます（図3）。

私たちは日ごろから多くの「ストレス」を受けています。ストレスは精神的にも、肉体的にもさまざまな傷害をもたらしますが、体はストレスをどのように防御しているのでしょうか。

私たちの体は60兆個の細胞でつくられています。そのほとんどの細胞はタンパク質でできています。熱をはじめさまざまなストレスを受けると、細胞のタンパク質が傷害を受けます。ストレスで傷害されたタンパクを、細胞はみずからＨＳＰをつくって、ストレスで傷害を受けたタンパクをもとどおりに治しています。

ＨＳＰは、熱ストレスだけではなく、どんなストレスでもつくられるので別名「**ストレス・タンパク**」ともいいます。ストレス・タンパクという名前を聞くと、あたかも体にとって悪い事態が起こったように思う方もいるかもしれませんが、免疫や止血と同じように、私たちの体を守る仕組みの１つと考えてください。

ストレスに対してＨＳＰが反応

ここで、ストレスについて詳しく考えてみましょう。

一般的にストレスというと精神的ストレスのことをいうことが多いのですが、物理学的には、押したり、のばしたり、固体を変形させる力をいいます。生理学的には、体の恒常性（体をいつも一定に保つ作用＝酸素や二酸化炭素の濃度、体液のpH、水分量、体温など一定の範囲内に保つ作用）が、熱、寒冷、紫外線、手術、病気、けが、疲労、放射線など、さまざまな精神的、物理的、化学的刺激によって乱された状態をストレスがかかったといいます。

専門的には、「ストレス学説」で有名な生理学者ハンス・セリエ博士は、ストレスを次の３症状を特徴とすると定義しました。

●副腎（ストレスをつかさどる臓器）が大きくなる――ホルモン系
●胸腺・リンパ節（リンパ球をつくる臓器）が小さくなる――免疫系
●胃・十二指腸潰瘍――神経系

体にストレスが加わると、生体の３大調節機構であるホルモン系、免疫系、神経系が関与します。こうした生体の変化は、外からの障害に対して、抵抗力を獲得するために生じる「適応反応」で、体を守るために必要不可欠な反応とセリエ博士は説きました。

この生体の適応反応をになっているのが、まさに「HSP」です。細胞に危機が迫ると細胞内で大量につくられ、異常なタンパクができないよう、また異常になったタンパクを修復したりして、細胞を強化しています。

このメカニズムを利用しているのが、「マイルド加温療法」です。その理論をマスターするとすべての生理現象の理解にとても役立ちます。そして、HSPはなんてかしこいのだろうと感心し、不思議と元気が出てきます。HSPという重要なカギになるタンパクは、どういうふうに見つけられ着目されたのでしょうか。

HSPの発見

歴史的には、1962年に発見されたタンパク質です。よく実験で使われるショウジョウバエというハエを高温で飼育したところ、たくさん増加したタンパク質があったので、これを熱というストレス刺激で出てきたタンパクということから、熱ショッ

図4　ハエも温めるとHSPが増加する

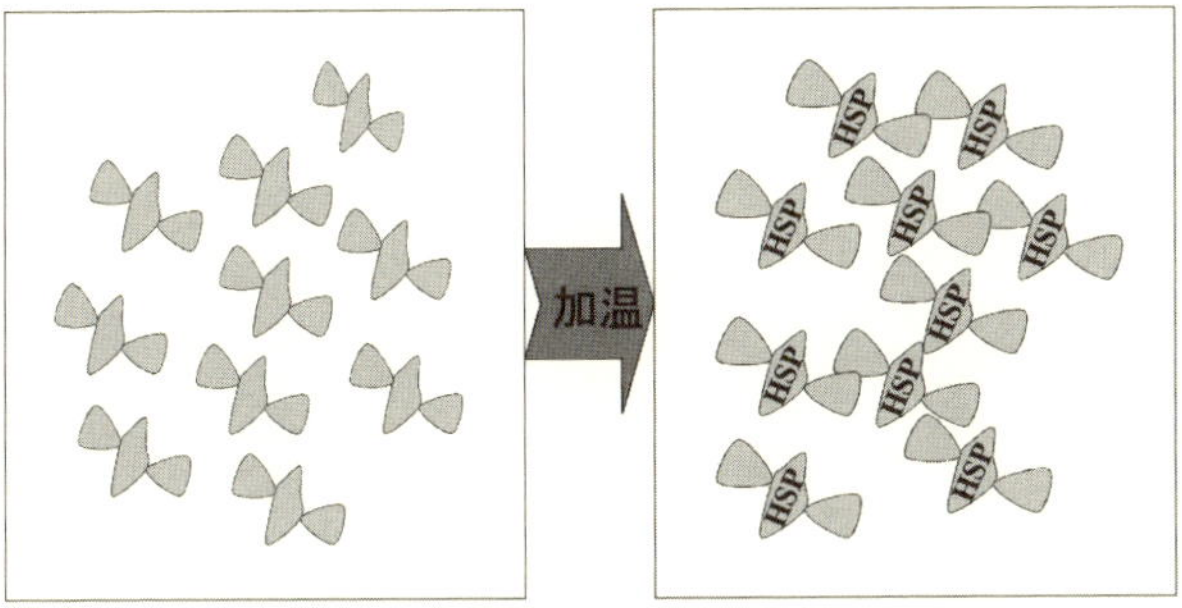
加温
HSP

出典：Experientia 18, 1962, Rittassa

図5　哺乳動物のストレス・タンパク(HSP)の種類と機能

種類	細胞内局在	特徴
HSP 150(ORP 150)	小胞体	低酸素で誘導される
HSP 90 family		
HSP 100 (GPI 95)	小胞体	分泌タンパク質の分子シャペロン？
HSP 90 (α、β)	細胞室	ステロイドのレセプター
HSP 70 family		
Bip (GRP 78)	小胞体	小胞体タンパク質の分子シャペロン
mtHSP 70 (75,000)	ミトコンドリア	ミトコンドリアのHSP 70
HSC 70 (73,000)	細胞質	常に発現している分子シャペロン
HSP 70 (72,000)	細胞質	ストレスで誘導される分子シャペロン
HSP 60 family		
HSP60/HSP10	ミトコンドリア	ミトコンドリアのシャペロニン
TRiC	細胞質	細胞質のシャペロニン
HSP 47	小胞体	コラーゲン特異的分子シャペロン
HSP 40 (HdJ 1)	細胞質	HSP 70と共同作業
HSP 27 (smal HSP)	細胞質・核	温熱耐性に関与？
ヘムオキシゲナーゼ	小胞体	ヘム分解
ユビキチン	細胞質	プロテアソームによるタンパク質分解に介在

ク・タンパク（Heat Shock Protein）と名づけられました（図4）。

その後の研究で、熱ストレスだけでなくどんなストレス（酸化、虚血、飢餓、疲労、感染、手術、梗塞など）でも増加すること、ヒトだけでなくどんな生物、大腸菌、植物でももっていることから、前述したように別名「ストレス・タンパク」とも呼ばれています。

実は、ショウジョウバエは、古くからいろんな研究に使用されます。9章で老化とHSPの関係についてお話ししますが、ショウジョウバエを加温しておくと寿命が長くなるという実験もあります。

HSPを一番多く誘導するストレスは「熱」

HSPはさまざまなストレスで誘導されます。酸素濃度を低くしても、飢餓にしても、しばって（虚血）も、細菌感染しても誘導されますが、なかでも「熱ストレス」がHSPを最も多く増加させることが、私たちの研究で分かりました。

やはり、HSPの名前どおり、熱が一番効果的なストレスだったのです。熱ストレス（加温）は、安全で、簡単で、副作用もなく、なによりみなさんが自分でできるH

SP誘導法です。よって、私たちは、熱で体を温めるマイルド加温療法を推奨しています。

補足　HSPについてもう少し詳しく説明します。ストレスで誘導されるHSPにはいろいろな種類があります。図5（25ページ参照）のように、分子量（重さ）によってHSP40、HSP60、HSP70、HSP90、HSP150などと分類されています。さらに各ファミリーに分かれており、HSP70ファミリーの場合、HSP70（分子量72000）、HSC70（分子量73000）などがあります。図では、各種HSPとそれらが、細胞内のどこにあるか、どんな作用をしているのかを記載しています。

この本では、複雑になるので、温熱ストレスで最も多く誘導されるHSP70ファミリーのことを「HSP」と呼びます。

HSPはどうすると出てくるか

HSPを誘導する条件は、次の2つです。

- **細胞の中にあるタンパクに異常を起こすような、熱ストレスをはじめとするさまざまなストレス傷害を受けたとき**（良いタンパクが不良タンパクになるとき）
- **新しいタンパクをつくるように命令を受けたとき**（細胞が増殖したり分化したりす

るときは多くのタンパクがつくられる）

図7は、細胞がストレス傷害を受けると、どのようにそれが遺伝子に伝わり、HSPができるかを示しています。少しむずかしいかもしれませんが、ストレスを受けると、それが遺伝子に伝わって、HSPがたくさんできるのだということ、すなわち、HSPはストレスによる遺伝子産物であることを頭に入れておいてください。

私たちの体には60兆個の細胞があり、その主成分はタンパク質です。髪の毛、目、耳、皮膚、ツメ、筋肉、内臓、血液、さらにホルモン、コラーゲン、ケラチン、酵素などどれもタンパクで、体のはたらきの中心をになうタンパク質の種類は10万種類以上あるといわれています。もちろんHSPもタンパク質です。

これらのタンパク質は、20種類のアミノ酸からなり、いろいろな順番で鎖のように連なってできています。このアミノ酸の順番を「アミノ酸配列」といい、その順番どおりにアミノ酸が結合してタンパク質がつくられます。順番が1つでも違えばそのタンパクは、本来のはたらきができなくなります。

たとえば、体には「フィブリノーゲン」という、血液を凝固させるもとになるタンパクがあります。このタンパクの端近くは、正常であればアルギニンというアミノ酸なのですが、その部分がセリンというアミノ酸に置きかわってしまった、異常なフィ

図6　遺伝子とタンパク質

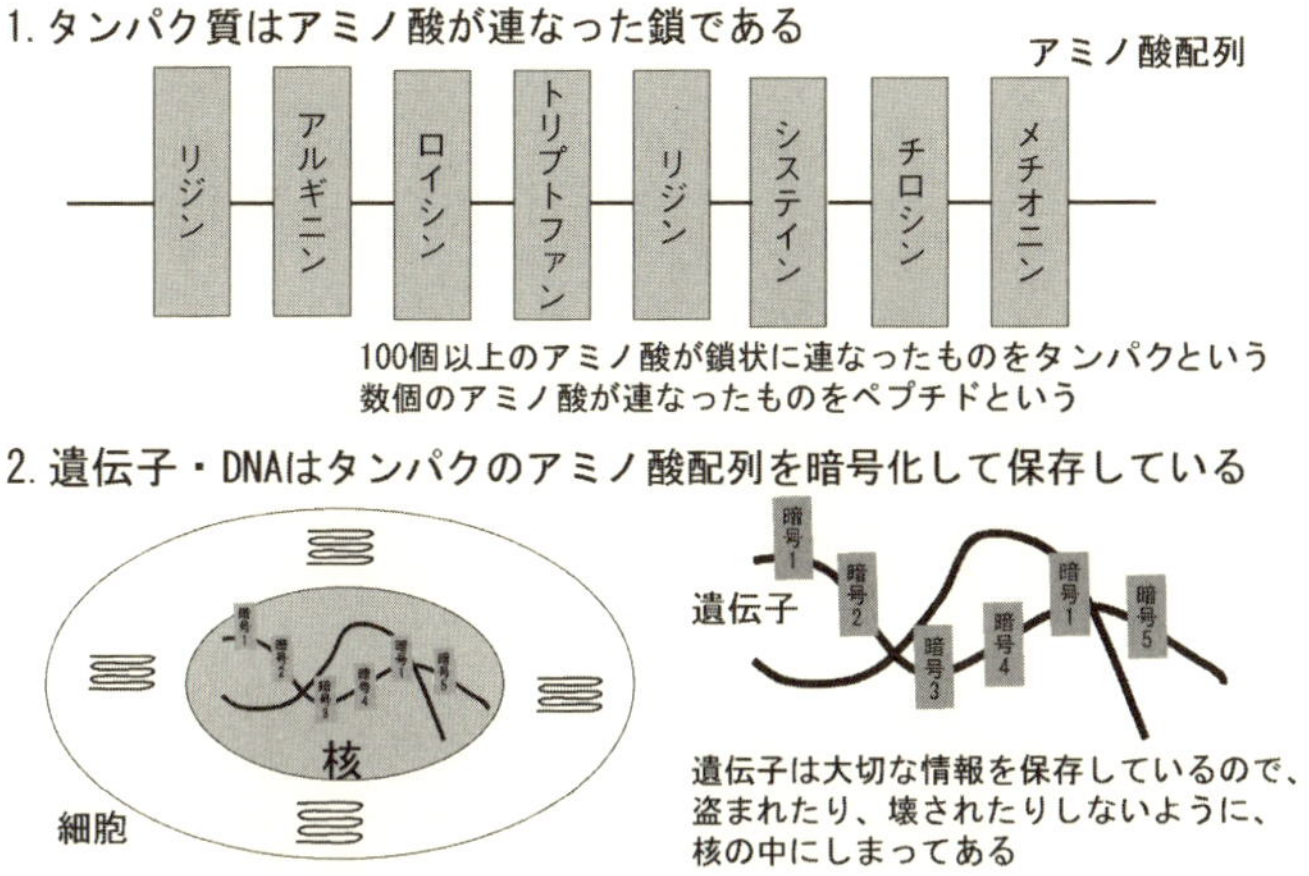
1. タンパク質はアミノ酸が連なった鎖である
アミノ酸配列
リジン
アルギニン
ロイシン
トリプトファン
リジン
システイン
チロシン
メチオニン
100個以上のアミノ酸が鎖状に連なったものをタンパクという
数個のアミノ酸が連なったものをペプチドという
2. 遺伝子・DNAはタンパクのアミノ酸配列を暗号化して保存している
核
細胞
遺伝子
暗号1
暗号2
暗号3
暗号4
暗号1
暗号5
遺伝子は大切な情報を保存しているので、
盗まれたり、壊されたりしないように、
核の中にしまってある

図7　HSPの発現機序

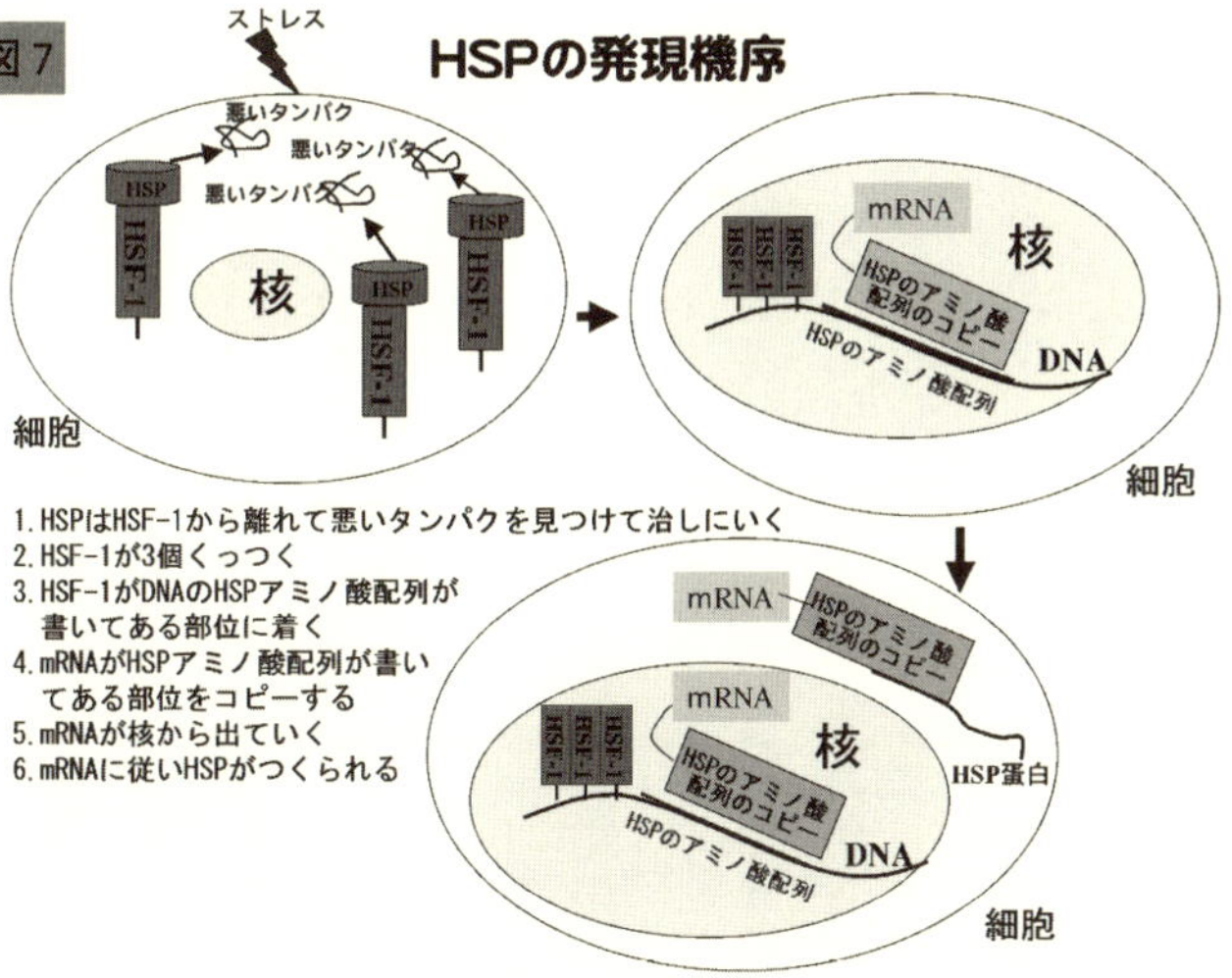
ストレス
悪いタンパク
悪いタンパク
悪いタンパク
HSP
HSF-1
核
細胞
mRNA
核
HSPのアミノ酸配列のコピー
HSPのアミノ酸配列
DNA
細胞
1. HSPはHSF-1から離れて悪いタンパクを見つけて治しにいく
2. HSF-1が3個くっつく
3. HSF-1がDNAのHSPアミノ酸配列が書いてある部位に着く
4. mRNAがHSPアミノ酸配列が書いてある部位をコピーする
5. mRNAが核から出ていく
6. mRNAに従いHSPがつくられる
mRNA
HSPのアミノ酸配列のコピー
HSP蛋白
DNA
細胞

ブリノーゲンが見つかりました。米国のデトロイトで発見されたので、「フィブリノーゲン・デトロイト」と呼ばれています。

このフィブリノーゲン・デトロイトは、アミノ酸の順番がたった1カ所すりかわっているだけで、血液を固める機能をはたすことができません。つまり、各タンパク質のアミノ酸配列は、それほど重要な情報だということが分かります。

実は、このタンパク質のアミノ酸配列を暗号化し、記載されているのが遺伝子なのです。遺伝子はDNA（デオキシリボ核酸）という物質でできていて、DNA上には、髪の毛から筋肉、フィブリノーゲン、HSPにいたるまで、体を構成するすべてのタンパク質をつくるためのアミノ酸配列が、暗号で記載されています（図6）。

このアミノ酸配列は、子どもに伝えなければならない重要な情報です。重要な情報がいっぱいつまったDNAは、大切なので、細胞のなかの「核」というところにしまってあります。ですから、HSPをたくさんつくりたい、HSPを増やしたいというときは、「核」のところへいって、HSPのアミノ酸配列が書いてあるDNAの部分をコピーしてきます。このコピー屋さんを「メッセンジャーRNA」（mRNA）といいます。

では、細胞がストレス傷害にあうと、どのようにしてHSPが増えるのでしょうか。

細胞のなかは、たくさんのタンパクで混雑した状態にあり、細胞同士が接触したり、ぶつかったりしています。そこに突然ストレスが加わると、タンパク質の折りたたみ構造が異常になったり、形が変になったり、異常になったタンパク同士がくっついて凝集したりします。そうなると、タンパク質は正常に機能できなくなり、機能できなくなると、細胞は最終的には死んでしまいます。そこで、ＨＳＰが、細胞内の不良タンパクを見つけ出しては修理し、修理不能なタンパクであれば分解できるようにするのです。

ストレスがないとき、ＨＳＰは「ＨＳＦ－１」という物質とくっついています。細胞にストレス傷害がくると、ＨＳＰはＨＳＦ－１から離れて、不良タンパクの修復に向かいます。ＨＳＰがストレス傷害でたくさん使われると、ＨＳＰをもっと増やす必要が出てきます。そこで、ＨＳＦ－１が3個集まって、細胞の中のＤＮＡがいる核のなかに入っていき、ＨＳＰのアミノ酸配列が書いてある近くにくっつきます。すると、コピー屋さん（メッセンジャーＲＮＡ）が、ＤＮＡのＨＳＰのアミノ酸配列部分をコピーします。コピーし終わると、核から出てきて、ＤＮＡに書いてあったアミノ酸配列どおりに、アミノ酸を鎖のようにくっつけて、ＨＳＰが完成します（図７）。

このＨＳＦ－１を「転写因子」と呼びます。転写因子は、転写（コピー）すべきＤ

ＮＡを正確に選んで転写を開始させます。ストレス傷害を受けると、ＨＳＰがたくさん必要になるので、ＨＳＦ－１がコピー機のスイッチを入れて、どんどんＨＳＰのメッセンジャーＲＮＡをつくります。そしてそのメッセージのとおりにアミノ酸を配列し、ＨＳＰを増やします。ですから、ＨＳＰが増える前に、ＨＳＰのメッセンジャーＲＮＡも増えます。

■ＨＳＰはとてもかしこい！

レスキュー隊として

前述したように、細胞のなかはタンパク質でかなり混み合い、酵素やいろいろな役割をもつタンパク質などで満員電車のような状態にあります。通常は、きちんと折りたたまれた行儀の良いタンパクなのですが、さまざまなストレスを受けた場合は、くしゃくしゃに変性した不良タンパクになってしまうのです（図８）。

ＨＳＰは、この不良タンパクの、変な構造になったところのアミノ酸（タンパク質はアミノ酸が鎖状に１００個以上連なってできている）を認識してくっつきます。すると不良タンパクは図９のようにＨＳＰの中を通過して、傷害部位が修復され、良い

図8　**HSPの作用機序　-ストレスを受けたとき-**

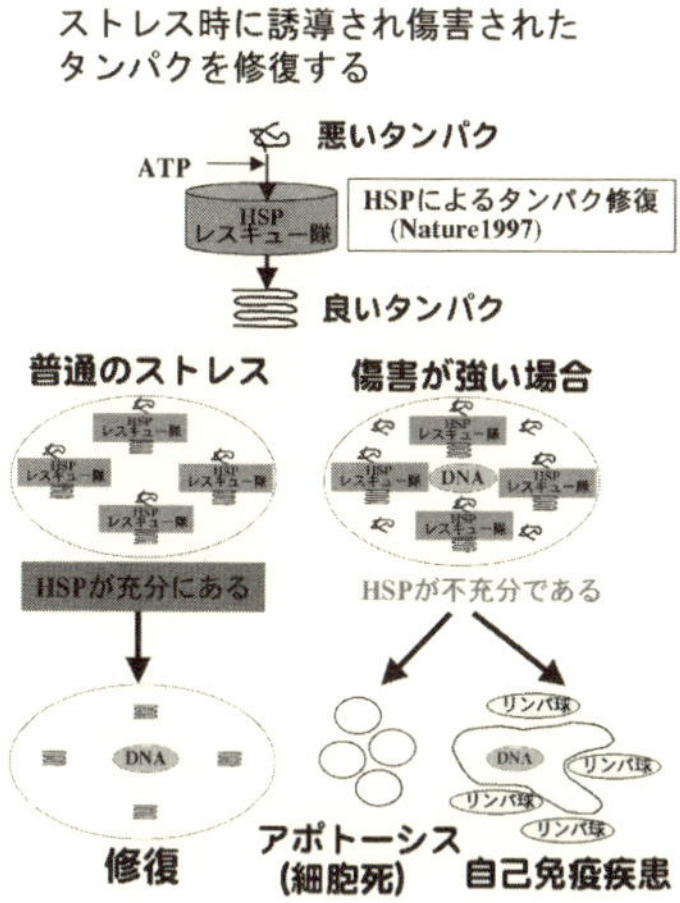
ストレス時に誘導され傷害された
タンパクを修復する
悪いタンパク
ATP
HSP
レスキュー隊
HSPによるタンパク修復
(Nature1997)
良いタンパク
普通のストレス
傷害が強い場合
DNA
HSPが充分にある
HSPが不充分である
DNA
リンパ球
リンパ球
リンパ球
リンパ球
修復
アポトーシス
(細胞死)
自己免疫疾患

図9　**HSPが待っている予備加温療法**

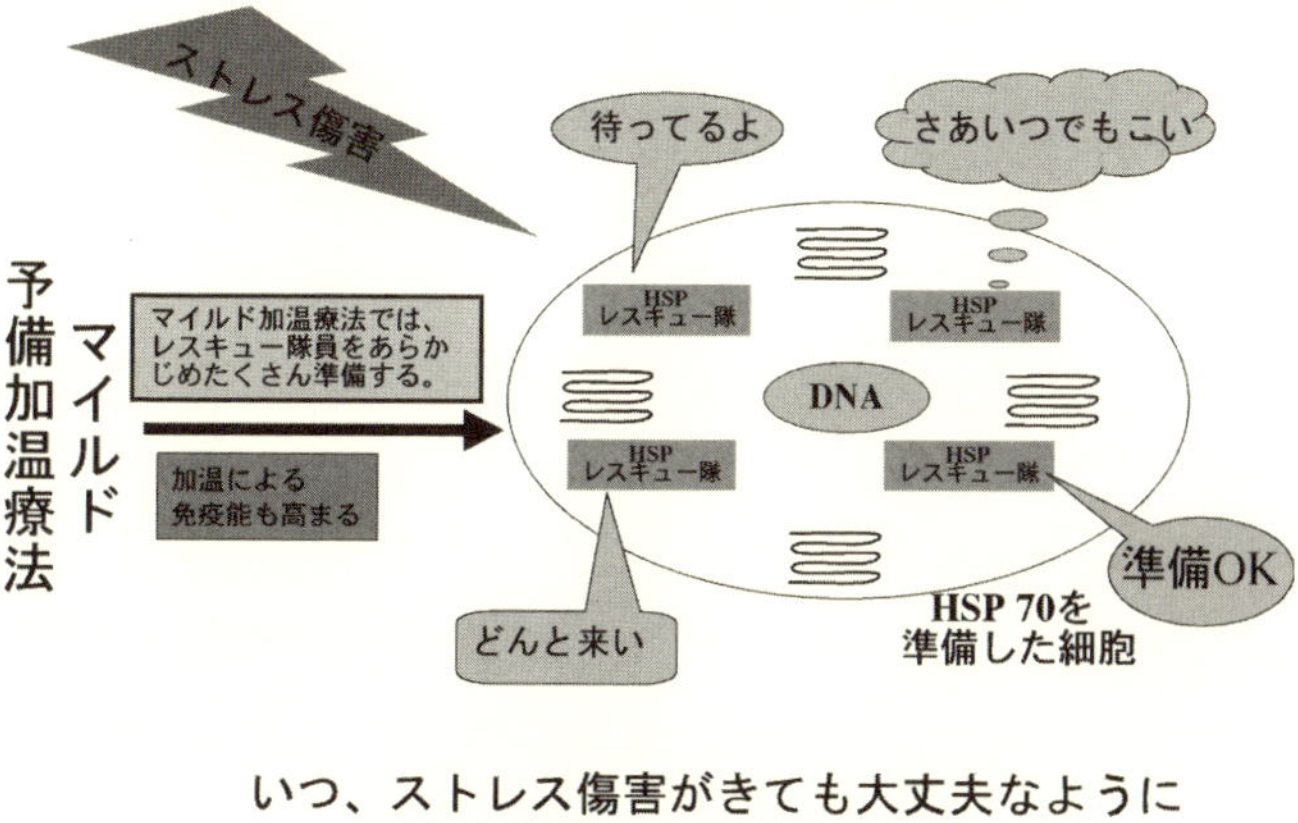
ストレス傷害
待ってるよ
さあいつでもこい
予備加温療法
マイルド
マイルド加温療法では、
レスキュー隊員をあらか
じめたくさん準備する。
加温による
免疫能も高まる
HSP
レスキュー隊
HSP
レスキュー隊
DNA
HSP
レスキュー隊
HSP
レスキュー隊
準備OK
どんと来い
HSP 70を
準備した細胞

いつ、ストレス傷害がきても大丈夫なように
HSPを準備する予備加温療法

タンパクになって出てきます。このときエネルギーが必要で、「ATP」というエネルギー物質を使います。

このように、**HSPは不良タンパクを修理してもとの元気な細胞に戻す〝レスキュー隊〟のような役割**をするのです。

あまりにも大きなストレスを細胞が受けた場合、修復に充分なHSPがなければ、細胞が傷害を受けたり、細胞が死んでしまったりします。そこで、**前もって、加温しておいて（マイルド予備加温療法）、HSPを充分に準備しておけば、ストレス障害を受ける前からレスキュー隊が〝さあ、いつでもこい〟と待ちかまえているわけですから、ストレス傷害は軽減され、早く修復できるわけです**（傷害が軽減され回復が早い／図9）。

補足　ATP（アデノシン三リン酸）は、みなさんがご飯を食べたり、魚や肉を食べたりして消化・吸収されてできる最終的エネルギー物質です。ですから、HSPがきちんとはたらけるよう、ちゃんと食事をして充分なATPをつくっておくことも必要です。一般に100個以上のアミノ酸がつながったものをタンパク質といいます。数個から数十個集まったものをペプチドといいます。最近、アミノ酸飲料とか大豆ペプチド配合飲料とか出ていますが、これらはタンパク質をつくるもとになり、また、エネルギー源にもなります。

修復不可能なときはアポトーシスへ

ＨＳＰは不良タンパクを良いタンパクに治し、細胞を修理するのですが、あまりに細胞の傷害がひどく、ＨＳＰで修復不可能なときは細胞を死へ導いてくれます。変な細胞を残しておくと、ガンや病気のもとになるからです。すごいですね。

ＨＳＰは一生懸命細胞を修理して、何とか元気にしようとしてくれています。そして、どうしても治らないときは、ＨＳＰが判断して細胞を死へ導いてくれます。そのときには「アポトーシス」という死に方に導いてくれます。

補足　細胞も、生まれ生きて仕事をして、死んでいきます。実は、細胞の死に方には2種類あります（図10）。

1つは「壊死（えし）」といって、事故死のように細胞が破裂し、細胞のなかにあるタンパクを分解する酵素や、危険な因子を細胞の外にまきちらします。まわりにいる細胞も影響を受けて死んだり、傷害を受けたりしますので、その周辺一帯が死んだ細胞になります。

もう1つは、「アポトーシス」といって、死ぬ時期を悟り、みずから核をばらばらに切断し、断片化して粒（細胞体）となって、死んでいきます（この断片は、マクロファージによって、貪食（どんしょく）されます）。ですから、まわりの細胞にはまったく影響を与えず、自分1人だけ静かにスーッと死んでいきます。ＨＳＰは、細胞の修復不可能な場合、この死に方に導いてくれます。

アポトーシスでは、細胞はいつ死ぬか、遺伝子プログラムにより制御を受けていて、その役割を終えたらすみやかに去らねばなりません。それは予定された死であり、プログラム細胞死といわれています。しかし、このプログラムの自爆スイッチをだれが、いつ押すのかまだ分かっていません。このプログラム細胞死の典型的な例が、「昆虫の脱皮」です。オタマジャクシの尾は自然に取れたのではなく、アポトーシスで死んだのです。

タンパクの一生をお世話する

いつもいつもストレスがあるわけではありませんから、ストレスのない、平常時にはHSPはいったい何をしているのでしょうか。

実は、平常時もHSPは、細胞にとって重要な仕事をしています。細胞内にはたくさんのタンパクがあり、常に新しいタンパクがつくられています。タンパクというのは図11のように折りたたみの構造になっています。HSPはタンパクをつくるときに手助けをして、きちんと折りたたみ構造をつくり、良いタンパクにします。ですから、タンパクがつくられるときには、必ずHSPが必要なのです（タンパク合成に関与）。

たとえば、筋肉が太くなるとき、あるいは手術後の回復や、床ずれなど傷の修復（損傷治癒）にも必要です。それから、できたタンパクを必要な場所に運んだり（タンパクの運搬）、要らなくなるとタンパクの折りたたみをほぐし、タンパク分解酵素

図10　細胞の死に方（壊死とアポトーシス）

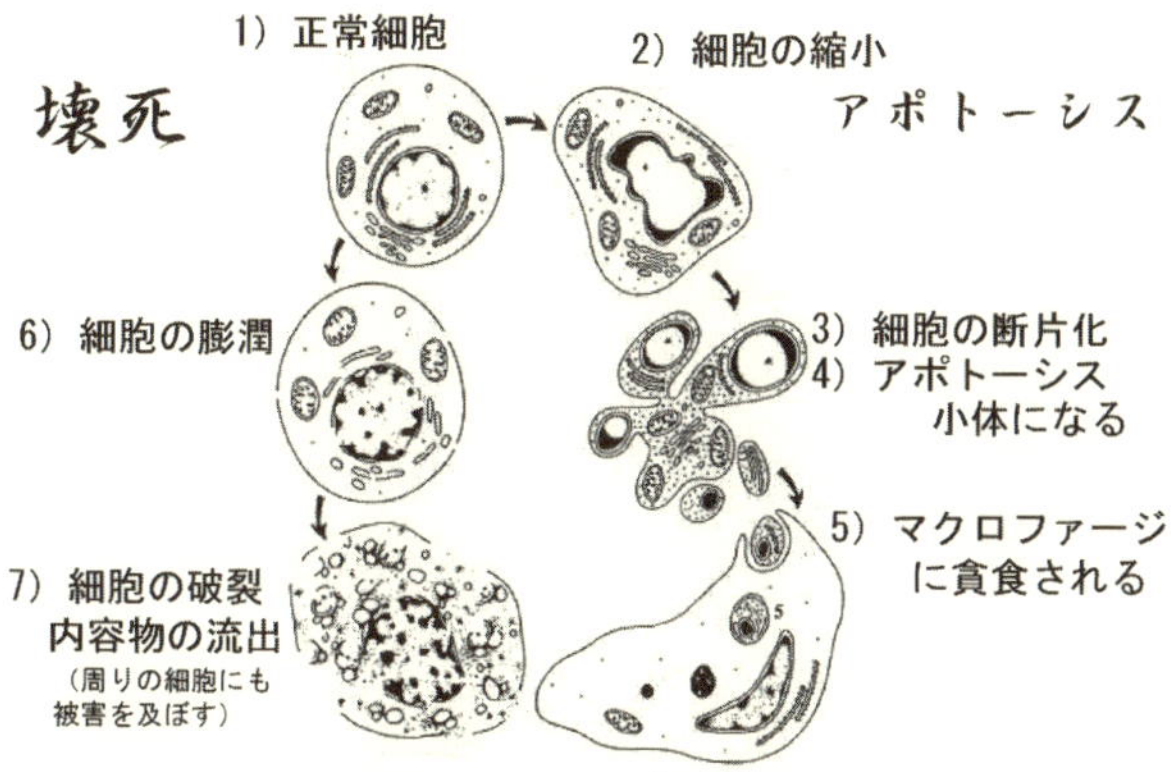
1）正常細胞
2）細胞の縮小
壊死
アポトーシス
6）細胞の膨潤
3）細胞の断片化
4）アポトーシス
小体になる
5）マクロファージ
に貪食される
7）細胞の破裂
内容物の流出
（周りの細胞にも
被害を及ぼす）

図11　HSPの作用機序 - ストレスのない平常時 -
（分子シャペロン作用）

・タンパクの折りたたみ
・タンパクの輸送
・不要タンパクの分解

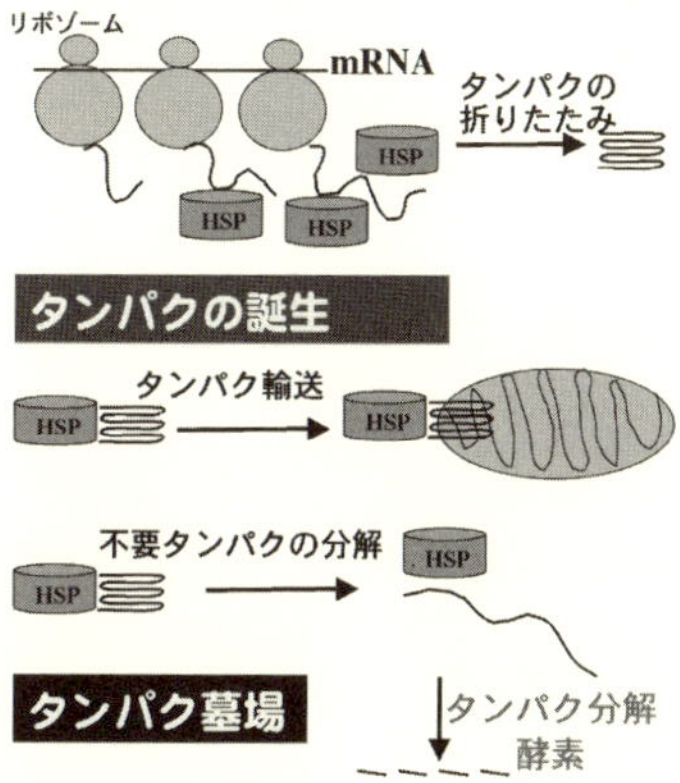
リボゾーム
mRNA
タンパクの
折りたたみ
HSP
HSP
HSP
タンパクの誕生
タンパク輸送
HSP
HSP
不要タンパクの分解
HSP
HSP
タンパク墓場
タンパク分解
酵素

が作用しやすくしたり（不要タンパクの分解）します。つまりHSPはタンパクをつくることから、運ぶ、分解するまで、タンパクの一生（タンパクの合成・運搬・分解）になくてはならない存在なのです。

このような平常時のHSPの作用を「分子シャペロン」といいます。シャペロンとはフランス語で介添人のことで、社交界へデビューする若い婦人や若者に付き添い、監督する婦人のことをいいます。

私たちは、体のどこをとっても、ほとんどタンパクでできています。HSPはそのタンパクをつくるために、目立たないけれども、とても重要な仕事をしているのです。

補足　HSPにはいろいろな種類があることは前述しました。この項で説明したHSPも、厳密にいうと、ストレス傷害を受けて緊急時に呼ばれて出てくるHSPと、細胞内に常にいてタンパクの合成を手助けしているHSPでは、構造も大きさも似ていますが種類の異なるものです。緊急時に出てくるのを「誘導型HSP」、平常時にいつもいるのを「常在型HSC」といいます。緊急時は傷口を治すために新しいタンパクが必要ですから、平常時にはたらくHSPも増加し（緊急時のHSPの増加に比べると少ない）、タンパク合成がおこなわれます。

ＨＳＰの測り方

ＨＳＰは細胞内でつくられ、細胞内にいます。ＨＳＰを測定するためには、細胞の膜を溶かし、外に出してから測定することが必要になります。

細胞実験では細胞の膜を溶かして、動物実験では解剖し各臓器や血液を採取し、細胞膜を溶かして測定します。ヒトの場合は、血液中のリンパ球を取り出し、リンパ球を溶かしてどれだけＨＳＰが含まれているかを測定します。

私たちは、ＨＳＰの測定法を菊池有純氏のご協力により、１９９６年に確立しました。正式には「ＨＳＰのＥＬＩＳＡ測定法」といいます。ストレス刺激のない、普通時のＨＳＰの量を測定しておき、ストレス傷害を与えた場合、ＨＳＰが何倍増加するかを比であらわします。

最近、細胞の膜のいろいろな受容体に結合する、いわゆる細胞の外のＨＳＰが、免疫応答の研究から重要になってきましたが、細胞の外のＨＳＰは、細胞のなかのＨＳＰに比べると非常に少ないのです。

補足　細胞の膜はタンパクとリン脂質からできていますので、洗濯に使う洗剤のような試薬で膜を溶かします。洗剤は衣類についたタンパク質の汚れを取りのぞきます。食べ物の汚れや、体の汚れはほとんどタンパクで水に溶けにくいため、洗剤で溶かします。水に溶ける汚れは、自然に洗濯の間に洗濯水に溶けます。

補足　ヒトの場合、使用できる検体が、血液、唾液(だえき)、尿に限られます。このなかで唾液と尿にはほとんど細胞がありませんので対象外となり、「血液の細胞」を使ってＨＳＰを測定します。その際、ストレスがかかったときに〝ＨＳＰをつくれ〟と命令を出す、遺伝子をもった血液の細胞が必要となります。赤血球には核がありませんが、白血球には核があります。白血球のなかでもリンパ球は、臨床検査でリンパ球を分画(ぶんかく)する方法が確立されていますので、ＨＳＰの測定にはリンパ球を使います。

単なる民間療法ではない

これまで述べてきたように、ＨＳＰは、ストレスを受けるとそれが遺伝子に伝わって、たくさんつくられるということ、すなわち、**ＨＳＰはストレスによる遺伝子産物**であるということだけは覚えておいてください。メカニズムも分からず、何となく効いたり効かなかったりの単なる民間療法ではありません。

ストレスとＨＳＰの関係について後述しますが、精神的ストレスでもＨＳＰは増加します。精神的ストレスというのは、ストレスが、大脳を刺激し、視床下部、下垂体、副腎と伝わり、この副腎からストレス・ホルモンのコルチゾールおよびアドレナリン（交感神経をも刺激する）が出て全身の細胞をストレスするので、細胞のＨＳＰが増加するのです。このように、精神的ストレスによるＨＳＰの発現メカニズムも明らかです。

2章

加温でＨＳＰは本当に増える？　本当に効く？

加温するとＨＳＰは増える——動物実験での結果

今まででは比較的理論的なことを述べてきましたが、この章では、ＨＳＰが実際に増加し、ＨＳＰが実際にさまざまなストレス傷害から生体を防御したという実験結果を主にご紹介していきましょう。

次ページは、実験動物のマウスを直腸温40～41℃で30分間全身加温した結果です（マウスの体温は、ヒトより約2℃ほど高値です）。

ＨＳＰは加温1日後から増加し、2日後にピークとなり、4日後には減りはじめ、7日後にはもとに戻ります。興味深いことに、ＨＳＰと免疫能は同じように変動します。また、ストレスをつかさどる副腎のＨＳＰも加温2日後がピークで、痛みの緩和物質を分泌させる下垂体のＨＳＰは加温4日後がピークでした（図12）。

このほか、十二指腸、大腸、小腸、肝臓などの臓器のＨＳＰも、1～2日後がピークで、7日間後にはもとに戻ります（図13）。

次に、加温2日後のマウスで、ストレスの中心である副腎、尿をつくる腎臓、代謝や解毒など多彩な仕事をしている肝臓において、どの部位にＨＳＰが多く存在してい

図12　**加温によるHSPの増加と免疫力の増加**

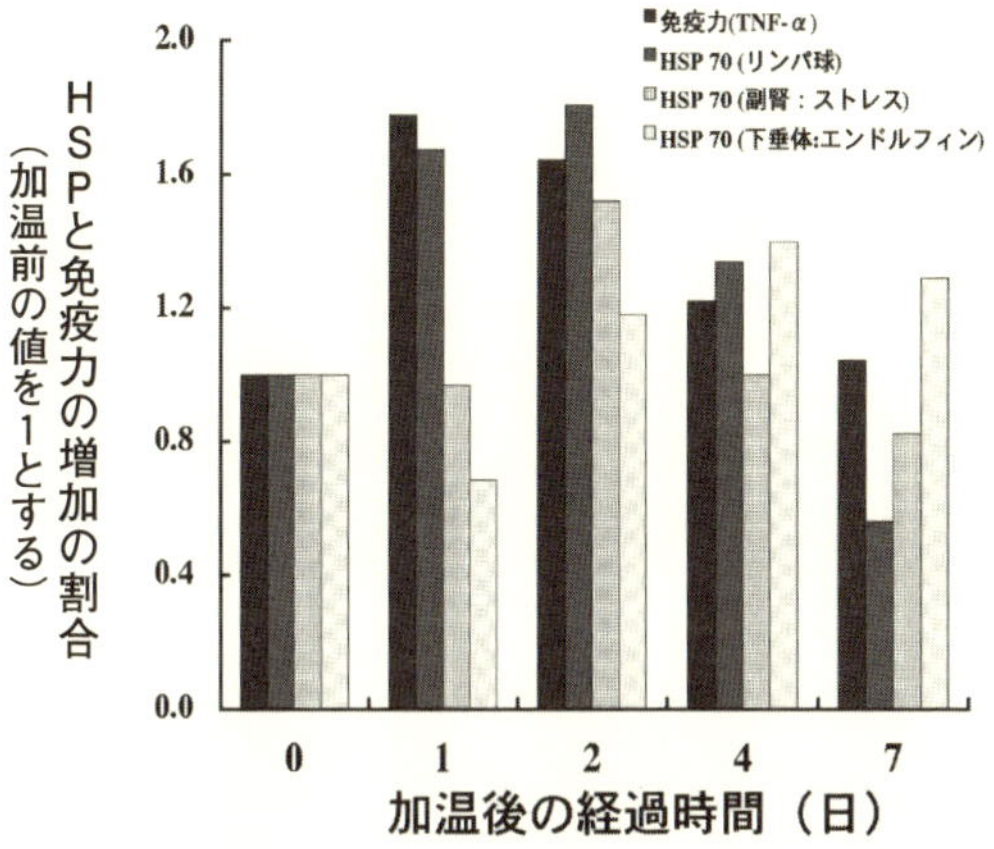
■免疫力(TNF-α)
■HSP 70 (リンパ球)
□HSP 70 (副腎：ストレス)
□HSP 70 (下垂体:エンドルフィン)
HSPと免疫力の増加の割合
(加温前の値を1とする)
2.0
1.6
1.2
0.8
0.4
0.0
0
1
2
4
7
加温後の経過時間（日）

図13　**加温による各臓器中のHSPの増加**

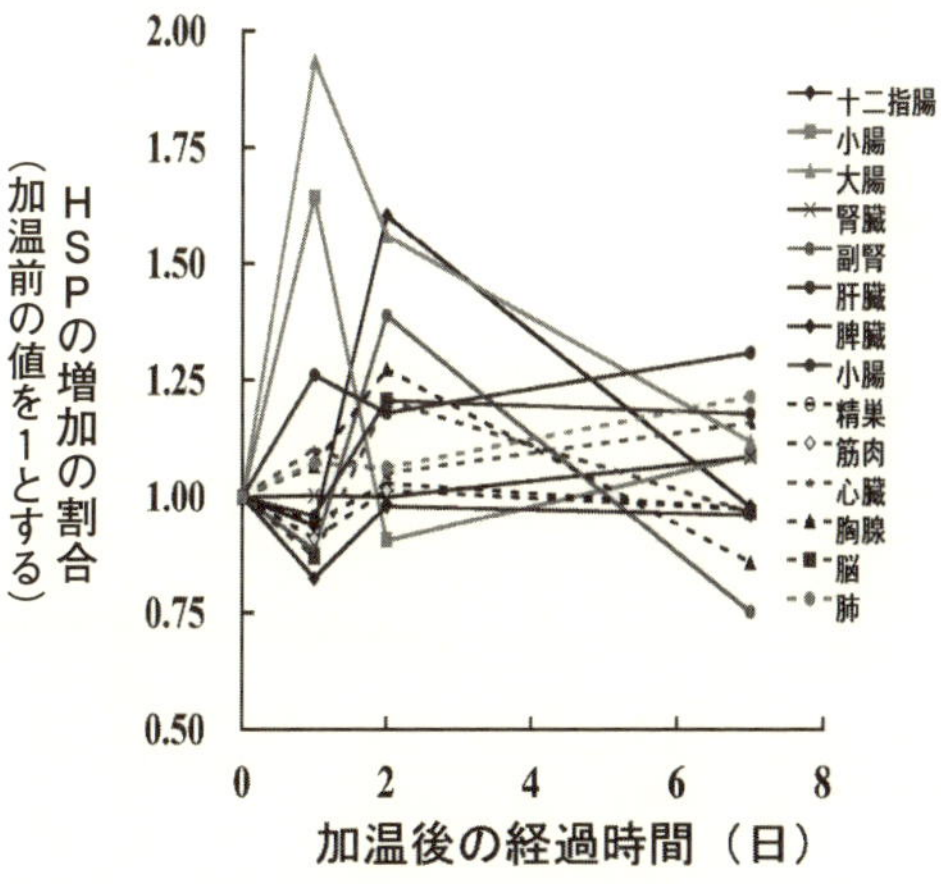
十二指腸
小腸
大腸
腎臓
副腎
肝臓
脾臓
小腸
精巣
筋肉
心臓
胸腺
脳
肺
HSPの増加の割合
(加温前の値を1とする)
2.00
1.75
1.50
1.25
1.00
0.75
0.50
0
2
4
6
8
加温後の経過時間（日）

るか検討しました。各臓器を免疫組織染色という方法で染色したのち、顕微鏡で観察すると、図14のように濃くなったところが観察できます。この結果から、加温すると2日後に、副腎（皮質と髄質の境界部）、腎臓（尿細管）、肝臓（中心静脈の周辺）にHSPが高発現することが分かります。

以上の結果をまとめると、**HSPは加温すると2日後をピークに1〜4日後に増加し、7日後にはもとに戻る**ことが分かります。

補足　私たちは、実験用の動物を使用して基礎実験をおこなっています。マウス（いわゆるハツカネズミ、体重約30g）は、ddY、C3H、BALBCなど種類（血統）がたくさんありますので、実験の目的によって選びます。体重がマウスの約10倍の300gほどあるラット（いわゆる家ネズミ）、ウサギ、モルモット、ハムスターなど実験によく使われる実験動物は、系統をきちんと維持させ、感染しないように動物を管理し、これらを専門に繁殖させている企業があります。もちろん研究者は、勝手に動物を使用して実験することはできません。ヒトの実験研究と同じように、動物実験に関しても、実験計画を実験動物倫理委員会に提出し、認可を得て初めて動物実験が可能となります。

図14　加温による副腎、腎、肝組織中のHSPの局在
(免疫組織染色による検討)

副腎
腎
肝

➡濃く染まっているところが HSP が存在する部位

副腎：皮質と髄質の境
腎臓：尿細管
肝臓：中心静脈（白い穴）周辺

動物用加温装置によるマウス全身/局所加温

加温装置（動物用加温装置・サーモトロン）

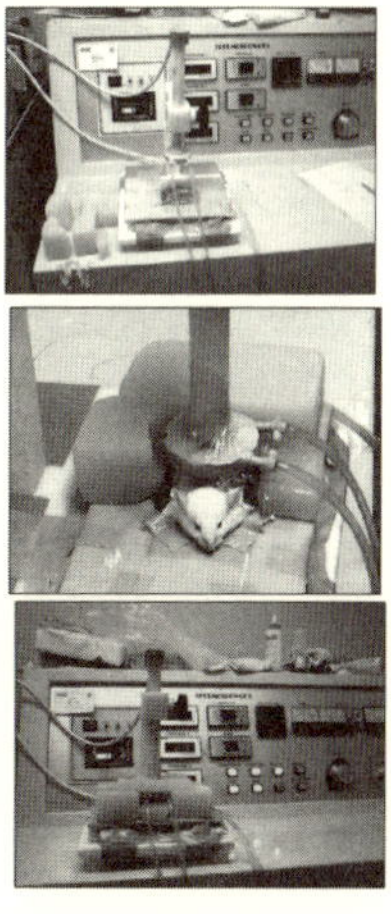

電磁波：ラジオ波（深部の加温）
**　　　　マイクロ波**
超音波
赤外線
高温熱源：温水浴
**　　　　　ホットエアー**
**　　　　　温ワックス**
発熱体：磁性体

小さなストレス(予備加温)

全身加温または局所：41℃，30分（マウス）
大きなストレス：小さなストレス(予備加温)の2～4日後
測定項目：大きなストレスの防御効果（生存率、体重など）
ＨＳＰ70の発現量
・免疫組織染色
・HSP 70のタンパク量測定

加温するとＨＳＰは増える——ヒトでの結果

実験動物では、臓器のどこにＨＳＰが一番強く発現しているかを免疫組織染色で観察することができます。ヒトでは、組織を採取できませんので、確認することはできません。遠赤外線加温装置での加温と、このとき測定した舌下温による体温変化を図15に示します。

実験では、仰臥位（ぎょうが）（上向き）20分、伏臥位（下向き）20分、計40分の加温で体温はほぼ2℃増加しました。加温した5人のＨＳＰの増加パターン（図16）をみると、**ヒトにおいても加温2日後をピークにＨＳＰが増加している**のが分かります。ただし、かなり個人差がありますので、ＨＳＰの発現が最大になる日を知るためには、加温後1週間のＨＳＰの発現パターンを実測し、**各人のパターンを知ることが重要**です。

ストレスの前に加温して、ＨＳＰを準備しておこう

ヒトでも実験動物でも、加温すると2日後をピークにＨＳＰが発現することが明ら

図15　遠赤外線加温装置による加温と体温変化

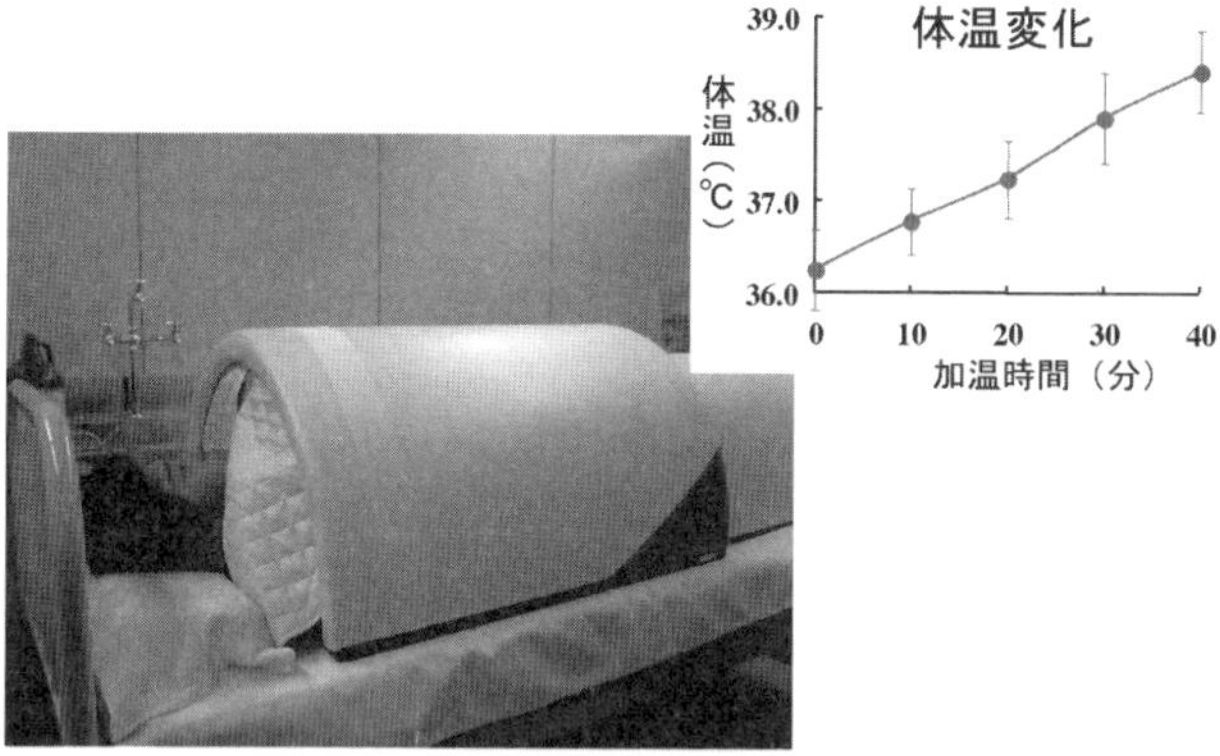
体温変化
39.0
38.0
37.0
36.0
体温（℃）
0
10
20
30
40
加温時間（分）

図16　健常者の全身加温による HSP の発現

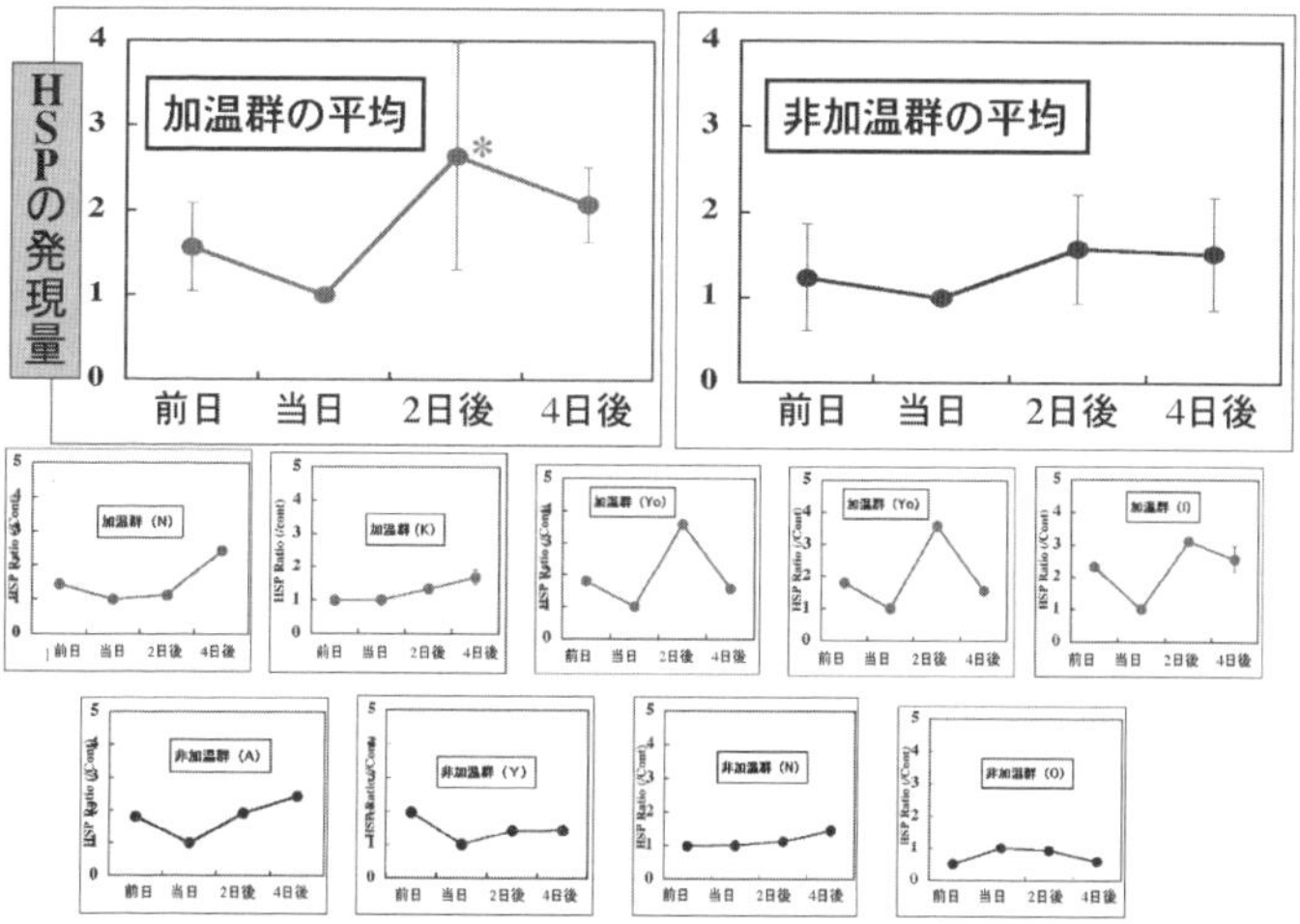
HSPの発現量
加温群の平均
非加温群の平均
0
1
2
3
4
前日
当日
2日後
4日後

かとなりました。このＨＳＰが、細胞を守ってくれるいわば「レスキュー隊」の役目をしています。

私たちは毎日のようにストレスを受けていますが、普通のストレスであればレスキュー隊のＨＳＰが、気づかないうちに治しています。ところが、大きなストレスが突然やってくると、傷害を治すのに充分なＨＳＰをつくれず、細胞は傷ついたり、死んだりします。ＨＳＰが不充分だから、不足しているから、細胞は傷害したり死んだりするのです。

ですから、**あらかじめＨＳＰを充分準備しておけば良いのです**。事前に加温してレスキュー隊のＨＳＰをたくさん増やしておき、大きなストレスに備える。そうすれば大きなストレスがきても、すでに準備してあるレスキュー隊・ＨＳＰを使って、すぐに傷害を治すことができます。すなわち、あらかじめ小さなストレスを与えておいて、大きなストレスに備えるわけです。

前述したように他のストレスでもＨＳＰは増加します。ストレスとして外から「加温」する良い点は、加温によって免疫能も高められることです。ですから、より治りが早くなるというわけです（図17）。

図17

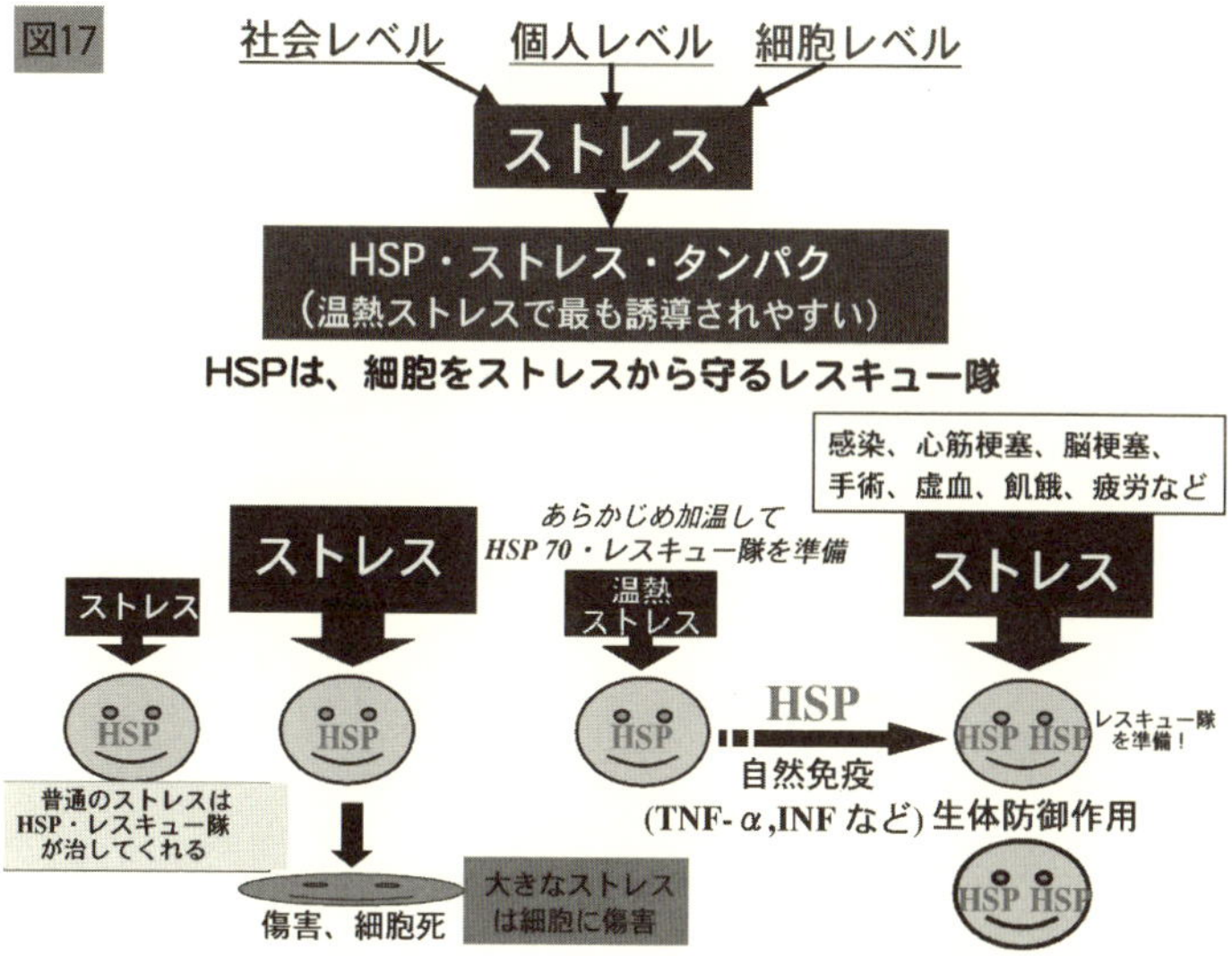
社会レベル
個人レベル
細胞レベル
ストレス
HSP・ストレス・タンパク
（温熱ストレスで最も誘導されやすい）
HSPは、細胞をストレスから守るレスキュー隊
感染、心筋梗塞、脳梗塞、
手術、虚血、飢餓、疲労など
あらかじめ加温して
HSP 70・レスキュー隊を準備
ストレス
ストレス
温熱
ストレス
ストレス
HSP
HSP
HSP
HSP
HSP HSP
レスキュー隊
を準備！
普通のストレスは
HSP・レスキュー隊
が治してくれる
自然免疫
(TNF-α,INF など) 生体防御作用
傷害、細胞死
大きなストレス
は細胞に傷害
HSP HSP

予備加温の効果を実証

この項では、あらかじめ加温してＨＳＰを誘導しておくと、ＨＳＰがさまざまなストレス傷害に対して、防御効果を示すという実験の結果を紹介しています。すなわち、予備加温がいろいろなストレスを防ぐことができるという例を実際に取り上げています。ＨＳＰがこんなときに利用できる、ということに気づいてもらいたいと思います。

ストレス潰瘍

ストレスといえば、代表的な傷害は「ストレス潰瘍」です。これを予備加温で、どれだけ防御できるかを実験しました。

ストレス潰瘍の実験は「水浸拘束ストレス実験」という方法が大変有名です。１００％のネズミに胃潰瘍ができることが知られており、ほとんどの胃薬は、この実験で胃潰瘍をどれだけ防げるかを検討しています。

そこでこの実験方法を使って、あらかじめ加温して誘導したＨＳＰが、どれくらいストレス潰瘍を防御できるかを確かめることにしました。

図18　**予備加温によるストレス潰瘍の防御**

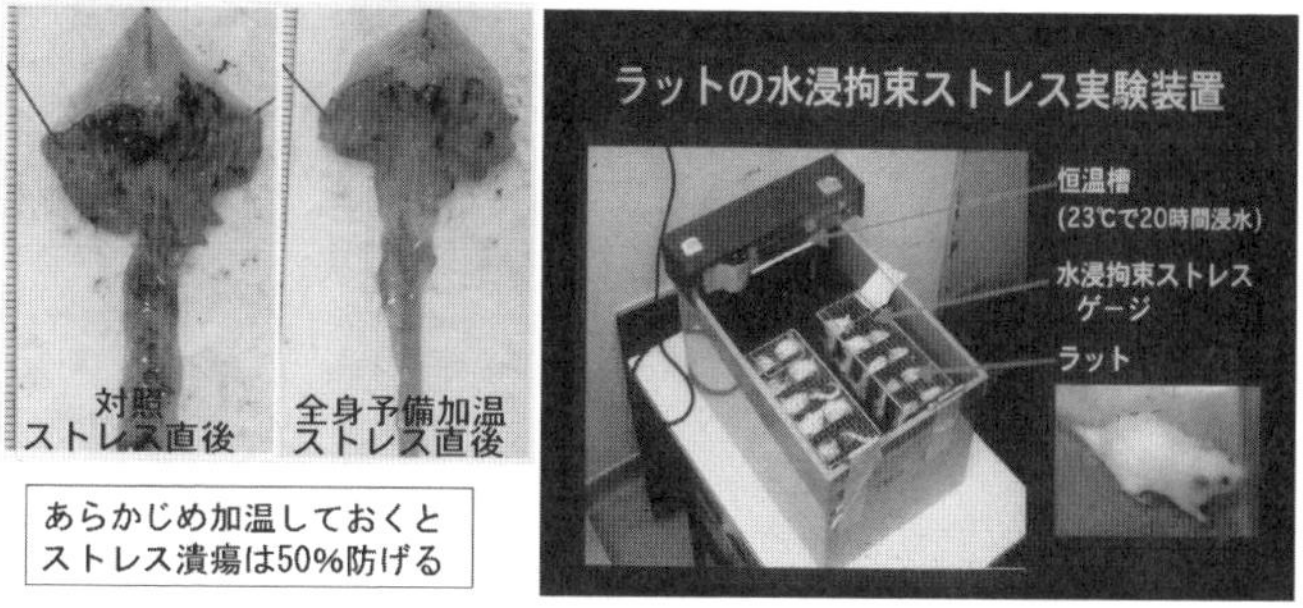
対照
ストレス直後
全身予備加温
ストレス直後
ラットの水浸拘束ストレス実験装置
恒温槽
(23℃で20時間浸水)
水浸拘束ストレス
ゲージ
ラット
あらかじめ加温しておくと
ストレス潰瘍は50%防げる

予備加温の水浸拘束ストレスによる及ぼす影響

測定	対照群	予備加温群
胃潰瘍の面積比 (コンピューターによる画像解析)	5.42 % (100%)	2.62 % (48.3%)
水浸拘束ストレス 死亡率 (%)	33. 3 % (6/18)	0 % (0/18)

上の図18は、実験装置を使ってのストレス直後と、全身に予備加温した後に同様の実験をおこなったものを比較したデータです。

加温しない群は、すべてのラットの胃に、出血と潰瘍がみられます。これに対して、ストレス実験の2日前に、全身予備加温（直腸温40℃で30分間）したラットのストレス潰瘍は、加温しないラットに比べて軽度です。

ラットの胃の写真をコンピューターに取り込み、画像解析ソフトを使用して出血して黒くなった部分の面積を測定し、胃全体の面積のうち胃潰瘍になった面積（潰瘍面積）を求めると、加温しない群は5・42％、予備加温した群2・62％で、潰瘍面積は半分に減少していました。この水浸拘束ストレス実験は、かなりきつい実験であるため、途中で死亡するラットもいます。死亡率は、加温しない群＝33％、予備加温した群＝0％です。

全身予備加温により、ストレス潰瘍は50％抑制でき、死亡率も0％。明らかにストレス潰瘍の防御効果を認めた実験でした。

ショック

さまざまなショックで、私たちは肉体的にも精神的にも変調をきたします。今度は、「エンドトキシンショック」というショックの代表的な実験方法に対して、予備加温がどれくらい生体防御効果があるかを示しましょう。

マウスを直腸温40・5℃で30分間、全身予備加温したのち、1、2、7日後にLPS（大腸菌のリポポリサッカライド）を腹腔内に20㎎／kg注射し（大腸菌の断片をお腹に注射したと思ってください）、1週間の観察期間での生存率を測定しました（図19）。

加温しない場合〈0〉の生存率は25％、加温1日後にLPSを投与した場合〈1〉は35％、加温2日後にLPSを投与した場合〈2〉は50％で、加温しない場合の2倍

図19　**予備加温によるショックの防御**

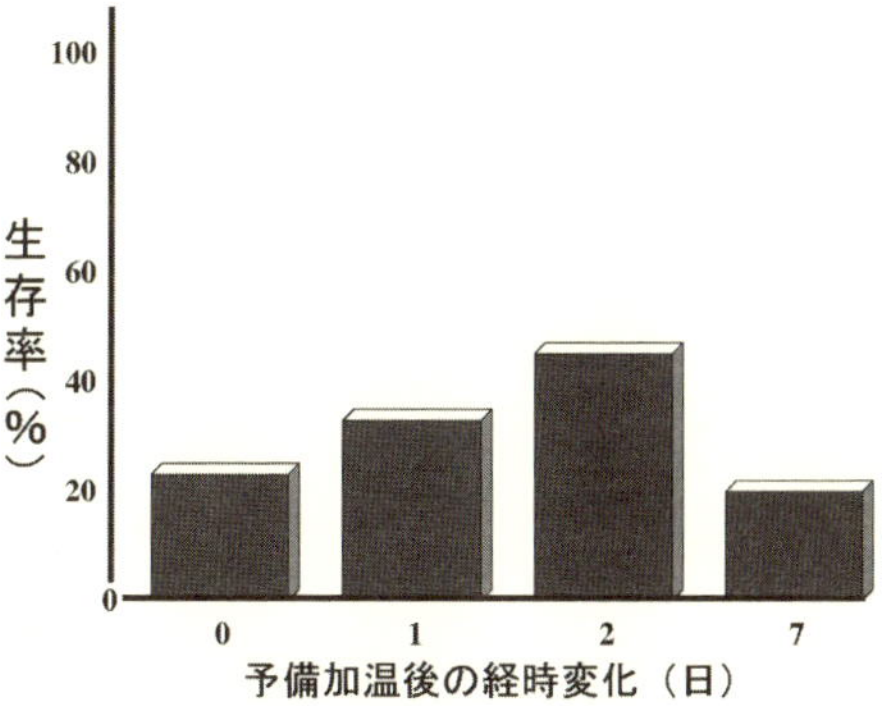
生存率（%）
100
80
60
40
20
0
0
1
2
7
予備加温後の経時変化（日）

あらかじめ加温しておくとショック死は半分防げる

の生存率が得られます。しかし、加温7日後には〈7〉、加温したことなどすっかり忘れ去られて、ほぼ加温前の生存率に戻っています。

ショック死の予防に対しても、予備加温が2倍に生存率を上げることが分かります。

腎不全

腎臓には体の全血液量の5分の1が常に流れ、不要物をつねに濾過（ろか）しています。このはたらきにより、血液成分は一定に保たれています。腎不全はこうした腎臓の調節機能が著しく低下した状態で、治療法は腎移植か腎透析となり、腎提供者は限られていることからほとんどの場合は腎透析をすることになります。しかしながら、1日おきの透析は生活にも多大な負担となることから、何とか、透析しなくてもすむよう症状の改善・維持が望まれます。

47ページ図14に示したように、腎尿細管には比較的HSPが高発現します。すなわち、加温すると尿細管にHSPが多く発現することから、腎臓の機能をHSPで高めることができると予想されます。そこで、加温による腎不全の防御効果を検討してみました。

実験は、腎不全の実験モデルである「腎虚血（じんきょけつ）・再灌流（さいかんりゅう）傷害」に対する予備加温の有無で検討しました。

図20の写真は、実験2日後の、予備加温しない群と予備加温群の腎臓の病理組織です。予備加温しない群では、左に出血のあとがみえます。中央部の尿細管もほとんど壊死しています。一方、予備加温群では、出血もほとんどなく、尿細管の壊死も軽度です。

図22の写真は、実験で生じたアポトーシスを示したものです。予備加温群のほうが、アポトーシスの細胞が少ないことが分かります。すなわち、**予備加温によって増加したHSPがアポトーシスを抑制**していることが分かります。これは、HSPが、アポトーシスが起こらないよう、細胞を強くしていることを示しています。このように、

図20

予備加温による腎不全の防御

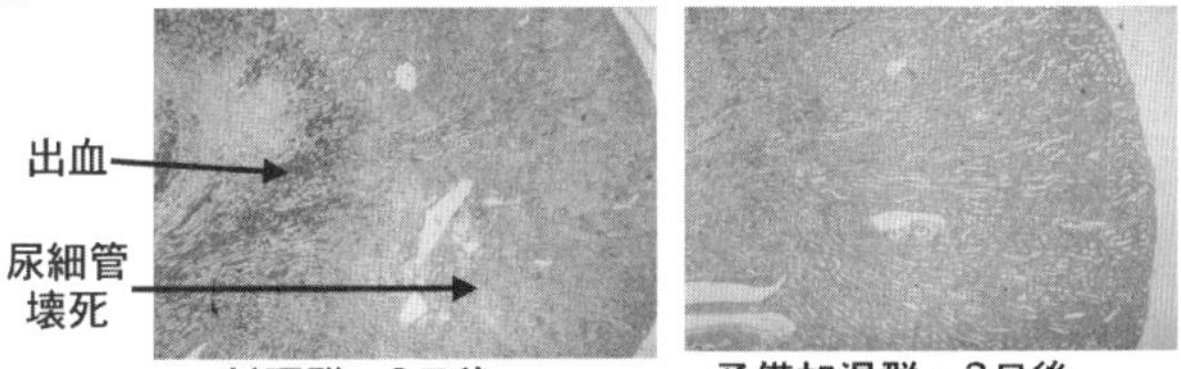
出血
尿細管
壊死

対照群：2日後　　予備加温群：2日後

予備加温で、腎の出血・尿細管壊死が軽減

図21

予備加温による肝・腎機能障害の防御

	対照群	予備加温群
腎機能 (尿素窒素:mg/dl)	23.2 ± 4.3	20.8 ± 2.3 *
肝機能 (総タンパク:g/dl)	2.60 ± 0.18	2.76 ± 0.24*

•p<0.05：対照群に比し有意に増加

予備加温により腎機能障害、肝機能傷害が軽減

図22

予備加温によるHSPの誘導とアポトーシスの抑制

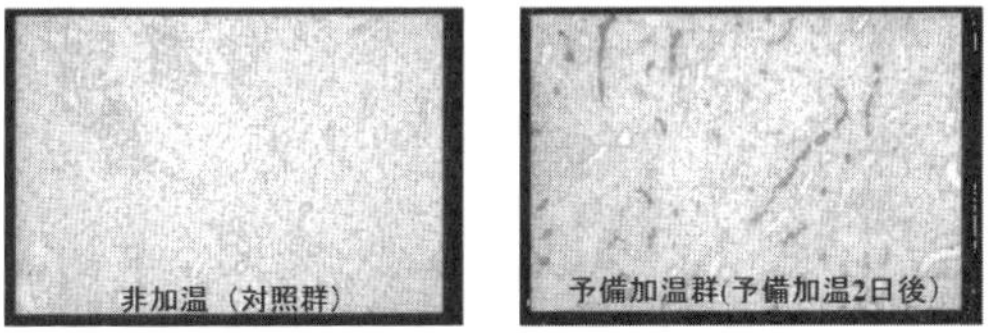
非加温（対照群）
予備加温群(予備加温2日後）

濃く染まっているところが、HSPが存在しているところ

図23

予備加温によるHSP のアポトーシスの抑制

茶褐色に染まっているところが、アポトーシス

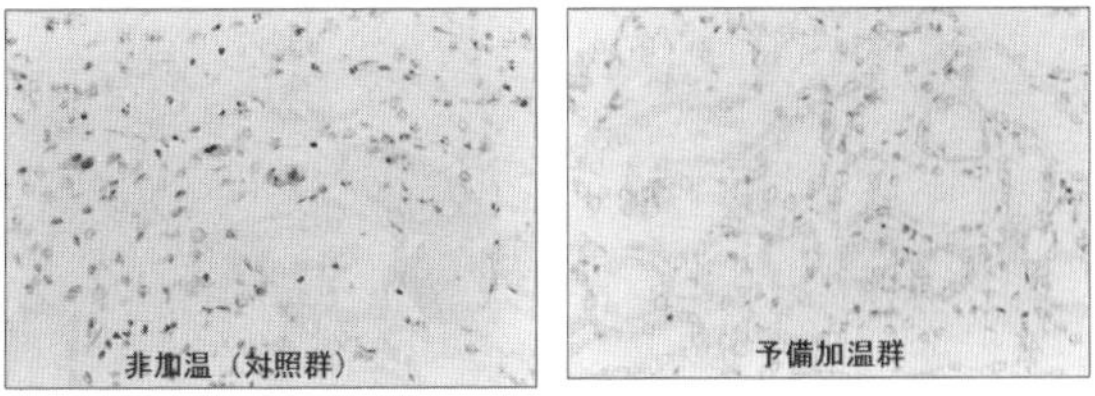
非加温（対照群）
予備加温群

予備加温をした腎臓は、濃く染まるHSPが腎尿細管におおく存在することが分かる
予備加温をした腎臓は、濃い色に染まるアポトーシスが抑制され、非常に少ない

明らかに**予備加温により腎不全が軽減**されています。

また、腎機能を示すBUN（尿素窒素）、肝機能を表すTP（総タンパク）の値が、加温していない群と比べて、有意に改善されていました（図21）。そのほかにも、腎虚血・再灌流で発生する活性酸素も抑制されていました。したがって、ヒトにおいても、全身または腎局所の加温により、腎不全を防御できる可能性が示されました。透析しなくてもすめば、生活が変わってきます。

私たちは、マウスの腎虚血・再灌流傷害を予備加温で防御する実験をしましたが、秋田大学医学部外科の山本雄造先生は、これをラットの肝臓で実験しています。肝臓は、血管が豊富な臓器ですから、外科手術の際、失血を最小限に抑えるには、一時的に肝臓への血流を止め虚血状態にする必要があります。しかし、肝臓が肝硬変を起こしている場合、この虚血が細胞傷害の原因となり、術後肝不全になる恐れがあります。そこで山本先生らは、肝臓にあらかじめHSPを増やし細胞を強化することで、虚血・再灌流による傷害に耐性になるのではないかと考えました。

実験は、まず肝硬変モデルラットを使用して、HSPを増やすために42℃の恒温槽（こうおんそう）に15分間入れて熱ストレスをかけます。その48時間後、肝の血流を30分間止め（虚血）、再灌流しました。その結果、加温しなかった群の7日間の生存率は、21・4％

であったのに対し、加温群はなんと１００％生存したということです。また細胞傷害の指標となる「細胞内酵素ＬＤＨ」が血中に漏出する量を測定したところ、明らかに加温群のほうが少なく、肝傷害が軽度でした。

これらの結果から、あらかじめ肝臓内のＨＳＰを増加させることで、肝硬変のある人でも、手術が困難な人でも、肝臓手術の成功率が高められる可能性が示されました。

近年、ＨＳＰによる細胞の強化という面を臨床にも応用しようという研究が進んでいます。腎移植や肝移植など移植される臓器の質が、移植の成否のカギを握るといわれている臓器移植の分野では、ＨＳＰによって、移植臓器を強化できると考えられます。当然、腎移植においても、加温により誘導されるＨＳＰを利用して、あらかじめ移植する腎臓のＨＳＰを高めておけば、腎臓が強化され、長期の保存、生着率（せいちゃくりつ）の増強に貢献できるものと思われます。

放射線障害

予備加温によるＨＳＰが、放射線障害を防御できるか否かを検討しました。

この実験での加温は、非常に精度の高い恒温水槽（高精度加温恒温水槽）を使用しています。図24の左下は、加温中の水温とマウスの直腸温の変化を示したものです。

水温を調節することにより、正確に直腸温が41℃で30分間維持されているのが分かります。

図24右下は、血中リンパ球、骨格筋、肝臓中のHSPの量をウエスタン・ブロットという方法で検出したものです。非加温マウスに比べ、加温温度が高くなるほどHSPがたくさんできていることが分かります。

さて、実験は、マウス直腸温を41・3～41・6℃で30分間加温し、加温2日後または4日後に、X線を14グレイ全身照射しました。

図25は加温2日後、小腸の病理組織を顕微鏡で観察したものです。放射線照射群は、小腸絨毛（じゅうもう）の丈が短く扁平で、強く傷害されています。

これに対し、予備加温し放射線を当てた群は、絨毛がきれいで、放射線障害が軽度です。放射線を当てていない群と比較してみると、ほとんど違いはないものの、絨毛が少しやせており、放射線障害が出ていることが分かります。

このような実験の結果、**あらかじめ2日前に加温しておくと、放射線障害も軽減できることが確認されました。**

最近、飛行機のパイロットや宇宙飛行士の被曝（ひばく）（放射線障害）が話題になっています。放射線に従事している人々（医療、原発など）の被曝を含め、放射線障害の防御

図24　恒温水槽（温湯）でのマウスの全身加温

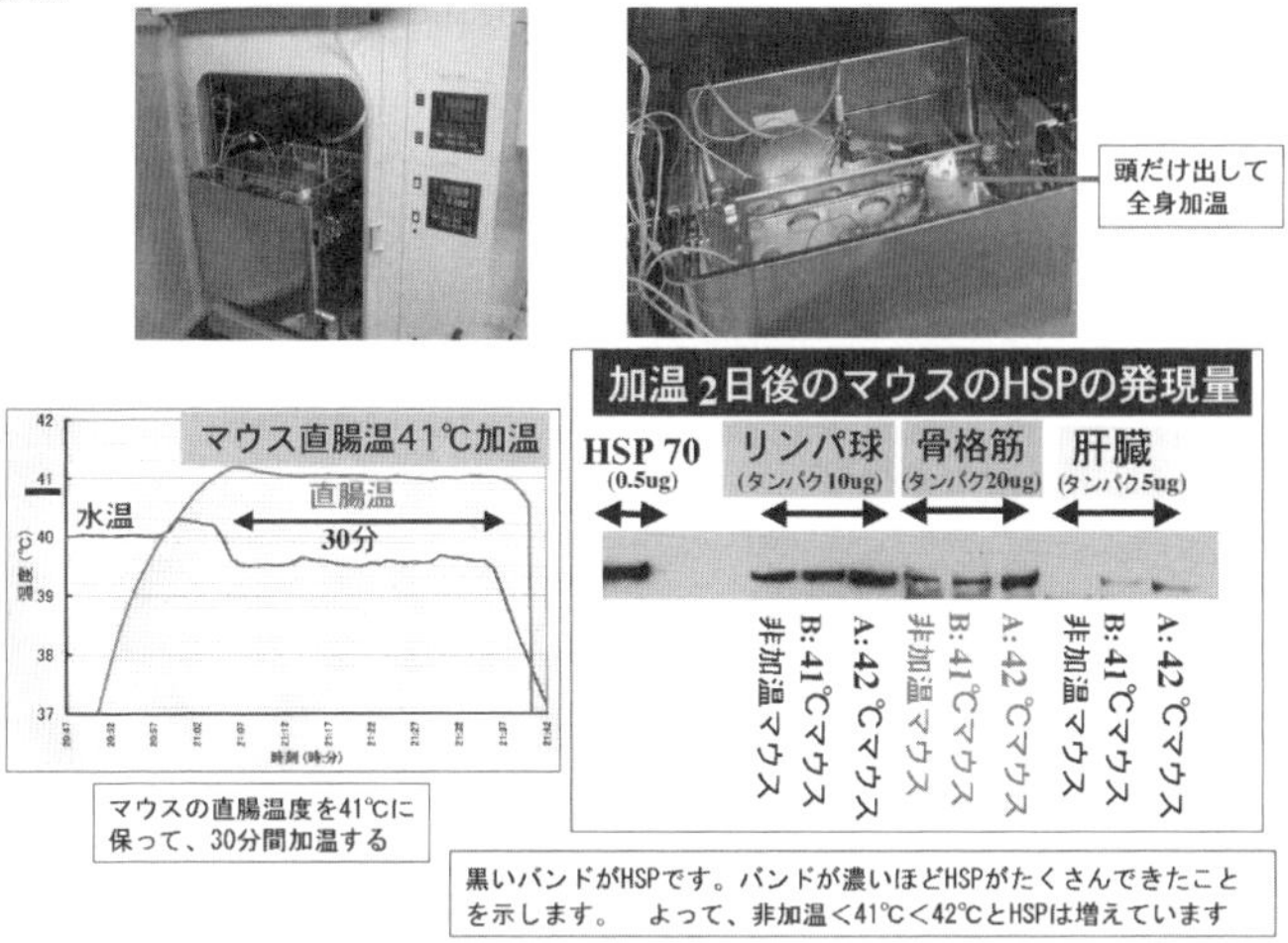
頭だけ出して
全身加温
マウス直腸温41℃加温
水温
直腸温
30分
時刻(時:分)
マウスの直腸温度を41℃に
保って、30分間加温する
加温2日後のマウスのHSPの発現量
HSP 70
(0.5ug)
リンパ球
(タンパク10ug)
骨格筋
(タンパク20ug)
肝臓
(タンパク5ug)
非加温マウス
B:41℃マウス
A:42℃マウス
非加温マウス
B:41℃マウス
A:42℃マウス
非加温マウス
B:41℃マウス
A:42℃マウス
黒いバンドがHSPです。バンドが濃いほどHSPがたくさんできたこと
を示します。　よって、非加温<41℃<42℃とHSPは増えています

図25　予備加温による放射線障害の防御

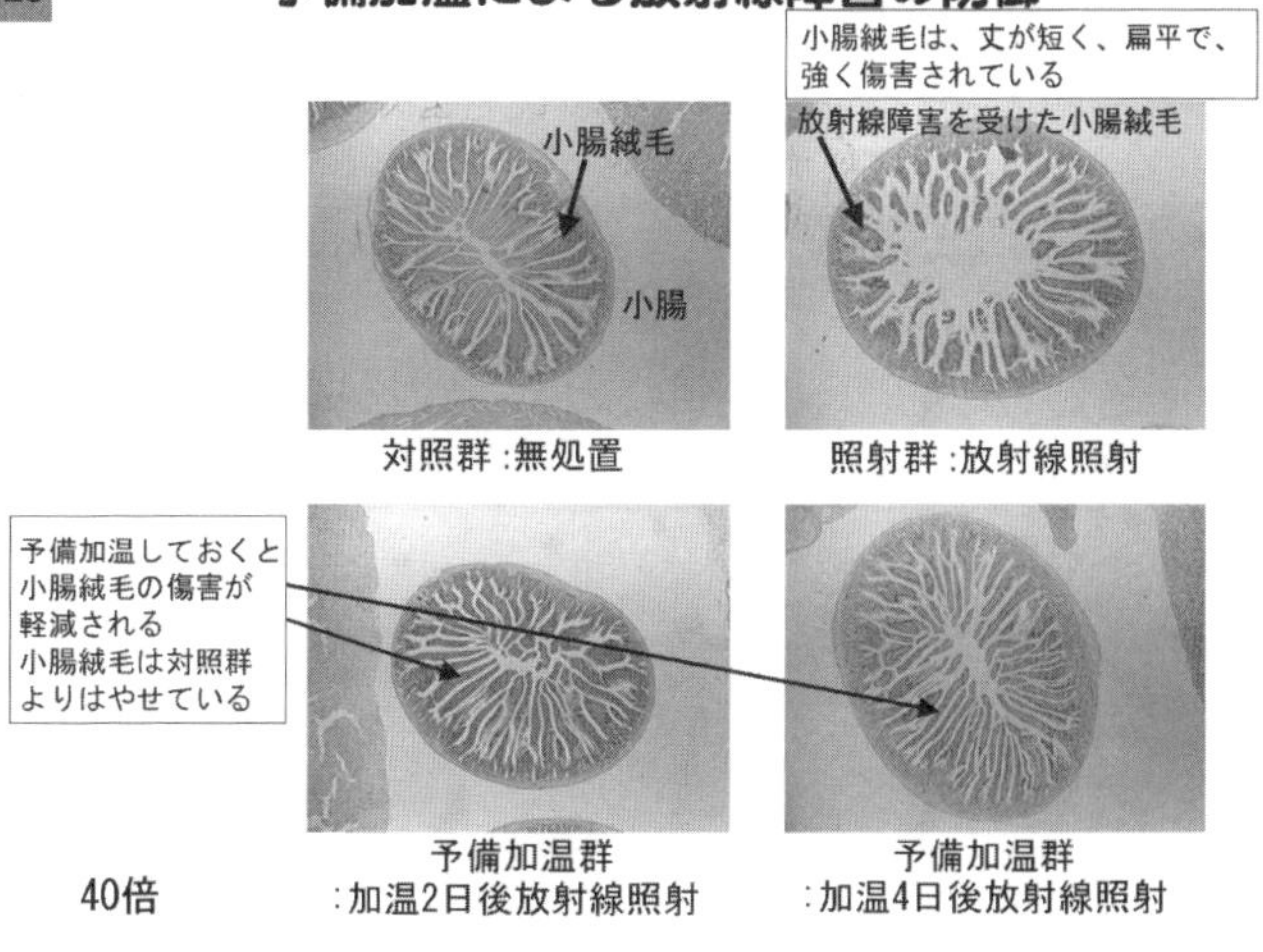
小腸絨毛は、丈が短く、扁平で、
強く傷害されている
小腸絨毛
小腸
放射線障害を受けた小腸絨毛
対照群:無処置
照射群:放射線照射
予備加温しておくと
小腸絨毛の傷害が
軽減される
小腸絨毛は対照群
よりはやせている
40倍
予備加温群
:加温2日後放射線照射
予備加温群
:加温4日後放射線照射

に予備加温をぜひ利用して欲しいものです。

ちなみに、私たちは何もしなくても、年間２・４mSv（ミリシーベルト）の自然放射線を受けています。胸のレントゲンは１回あたり０・３mSv、胃の透視は４mSvの被曝があります。心配な方は、これらの検査２日前に加温しておくといいでしょう。

また火星に行くまでに１・５年間、合計１Sv（シーベルト）の被曝があるそうです。個人的にぜひ行きたい火星探索の前には、しっかり加温し、宇宙服も自由に加温できる〝加温宇宙服〟にし、週２回加温しながら宇宙旅行に出かけたいと思います。火星に着いて生物がいたら、ぜひHSPを測定してみたい。あとで述べるトマトの抗酸化ビタミンであるリコペンに放射線障害の防護作用があるので、宇宙食はトマトケチャップたっぷりのオムレツがおすすめです。

エコノミークラス症候群

国内・国外旅行の２日前にもぜひ、加温して出かけて欲しいものです。今話題になっている狭い飛行機内での下肢血流のうっ滞によるエコノミー症候群も、飛行機に乗る前に加温しておけば、血流も良くなりかなり改善できると思われます。そして、ちょうど２日後のころは、観光の真っ最中ですから、そろそろ疲労も出てきますが加温

2日後には、ＨＳＰの増加した細胞たちが疲労から、ストレスから細胞を守ってくれるので、楽しい旅行ができます。また、帰ってくるときも、旅行最後の日はしっかりお風呂に浸かってから、帰ってきてください。帰りの飛行機、列車内での長時間にわたる、下肢血流のうっ滞での血流改善に役立つでしょう。また、帰宅後の旅行疲れの予防にもなるでしょう。旅行の計画には、加温する日も入れておくこと。加温を上手く利用して、より楽しい旅行をしてください。

補足　いわゆるエコノミークラス症候群の病態は、航空機旅行中・旅行後に発生した深部静脈血栓症、またはその血栓により引き起こされた急性肺動脈血栓塞栓症です。長時間の座位による静脈血のうっ滞、血液粘度の上昇が血栓形成に関与していると考えられています。実際には、エコノミークラス以外でも、ビジネス、ファーストクラスでも起こり、鉄道や車に乗っていても起きるため、今では「旅行血栓症」とも呼ばれています。予防法は、●旅行前にＨＳＰを高めておく●水分をとる●座席で足の上下運動●ゆったりした服装●アルコールは飲み過ぎないこと、などです。

補足　一般的に「放射線」というと、それだけで恐ろしいものと思われています。確かにその使い方を間違うと危険なのですが、レントゲンやＣＴなどに利用されており、いずれも医学の進歩にはなくてはならない診断方法となっています。日常的にも、あらゆるところで（注射針の滅菌、煙感知器、ガソリ

図26　**電磁波の種類**

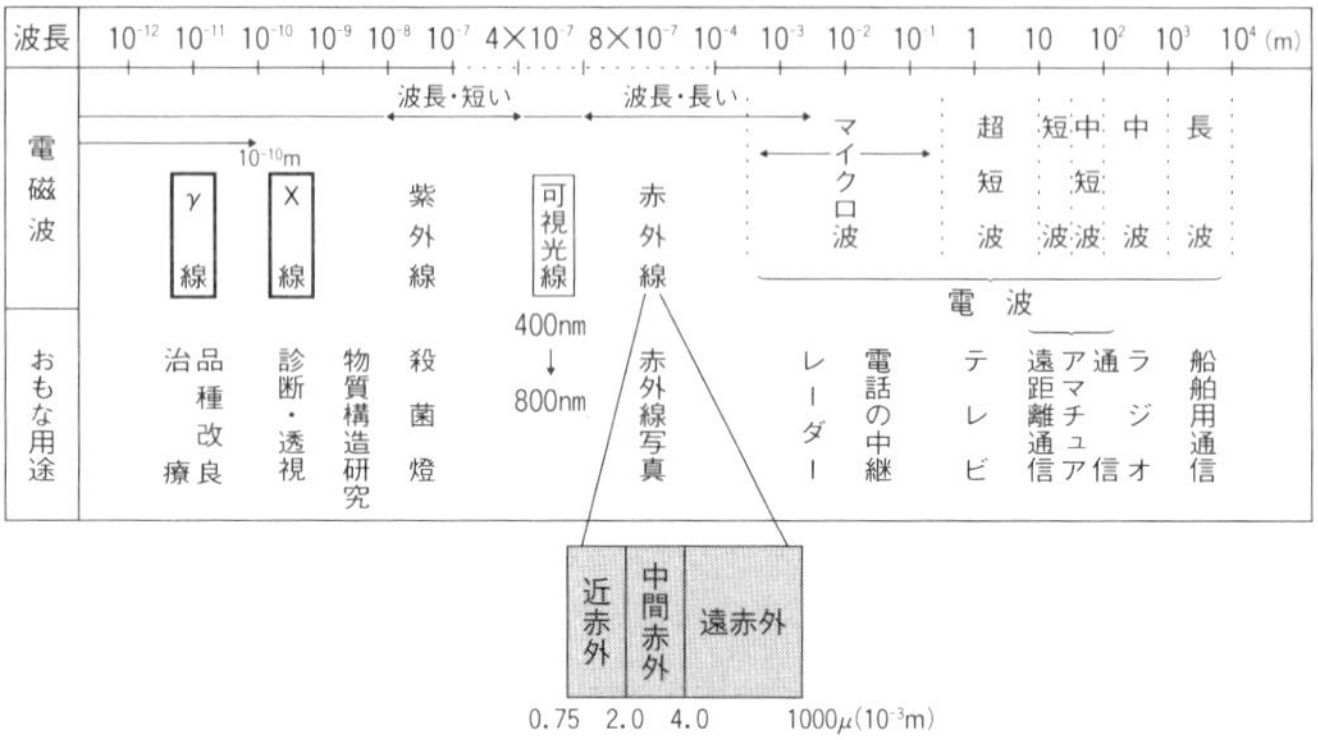

波長
10⁻¹² 10⁻¹¹ 10⁻¹⁰ 10⁻⁹ 10⁻⁸ 10⁻⁷ 4×10⁻⁷ 8×10⁻⁷ 10⁻⁴ 10⁻³ 10⁻² 10⁻¹ 1 10 10² 10³ 10⁴ (m)
電磁波
波長・短い
波長・長い
10⁻¹⁰m
γ線
X線
紫外線
可視光線
赤外線
マイクロ波
超短波
短波
中短波
中波
長波
電波
400nm
800nm
おもな用途
品種改良
治療
診断・透視
物質構造研究
殺菌燈
赤外線写真
レーダー
電話の中継
テレビ
遠距離通信
アマチュア
通信
ラジオ
船舶用通信
近赤外
中間赤外
遠赤外
0.75 2.0 4.0 1000μ(10⁻³m)

1）波長が短く、空気を電離する電磁波をX線、ガンマ線という
2）私たちの目に見える波長は可視光線のみです
3）遠赤外線は、赤外線の中で、4.0μm以上の波長をいいます
4）携帯電話も電磁波ですから、医療用の電磁波検器や通信を妨害することがあるのです

ンスタンドの表示用放電管、薄い紙の厚さを計る装置など）、放射線は利用されています。

放射線には2種類あります。1つは、X線やガンマ線のような「電磁波（電波）」。もう1つは、アルファ線、ベータ線、中性子線のようなエネルギーを持った「高速の粒子」です。

電磁波は波長によって異なり、長い電磁波は電波と呼ばれています。波長が短くなるとマイクロ波、赤外線、可視光線、紫外線、さらにその波長が短くなるとX線、ガンマ線となります。X線、ガンマ線は、他の電磁波と異なり、空気を電離するので、障害をもたらします。この電磁波の中で、私たちが目で見えるのは可視光線（赤、黄、緑、青、紫）のみです。よく使われる遠赤外線加温装置は、赤外線のなかでも、少し波長の長い領域を使っています。

舌のやけど

私が勤務している愛知医科大学附属病院

図27　**予備加温による舌のやけどの防御**

マウスの口のまわりを局所予備加温した2日後にやけどした舌（下段）
何もせずやけどした舌（上段）のやけどの比較

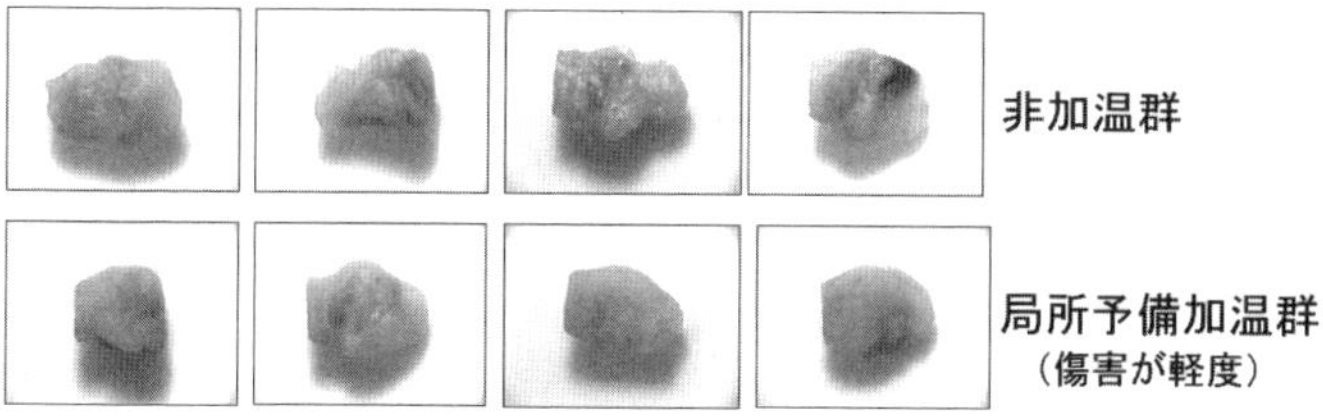
非加温群
局所予備加温群
（傷害が軽度）

	体重減少（g）
対照群（非加温群）	6.5±0.2
局所予備加温群	5.6±0.5**

局所予備加温後
舌をやけどした
マウスのほうが
体重減少が少ない

を受診するのは、ほとんどが歯科口腔外科です。虫歯治療のためです。そのときいつも、痛くない歯医者さんがあればもっと早く受診するのにと思います。そこで、歯科口腔外科にも予備加温によるＨＳＰを活用していただこうと、歯科口腔外科の先生と一緒に予備加温療法を検討してみました。

　この実験は、全身予備加温ではなく、マウスの口腔周辺（口のまわり）を42℃で30分間、予備加温（ラジオ波で加温する動物用サーモトロン使用／㈱山本ビニター）しておきます。その2日後、舌にやけど（熱傷）を起こさせます。

　図27上段は、予備加温群と非加温群の舌の写真です。両者を比較してみると、予備加温群の舌のほうがやけどの傷害が軽度な

ことが分かります。また舌をやけどすると、餌を食べたり、水を飲んだりするのに支障をきたし、体重が減少しますが、予備加温群のほうが舌のやけどが軽度なので、体重減少も軽度でした。

このように、**口のまわりを温めておくと、口の中の傷も早く治ります。**歯医者さんへ行くときは、お湯を含んで口の中を温めてから、出かけるといいでしょう。

補足　舌も筋肉のかたまりです。縦、横、斜めと縦横無尽に筋肉細胞が走っているので、曲げたり、のばしたりと自由に動かすことができます。この筋肉細胞の間の所々に脂肪があります。

実は、この実験をして分かったのですが、舌は、HSPの発現が大変高かったのです。口中には、熱いコーヒーや、冷たいアイスクリームといろんな刺激物が投げ込まれ、舌はいつもストレスにさらされています。ですから、普段からHSPがたくさん準備されているのです。その他、胃も、熱かったり、冷たかったり、菌がついていたりと、いろんな食べ物が送り込まれます。ストレスの多い組織では、HSPの発現を普段から高くして、ストレスに備えているのです。

筋疲労

この実験は、「MRS（磁気共鳴スペクトロスコピー）」という装置を用いて、マウスの筋肉疲労を「筋肉のエネルギー代謝」で測定します。

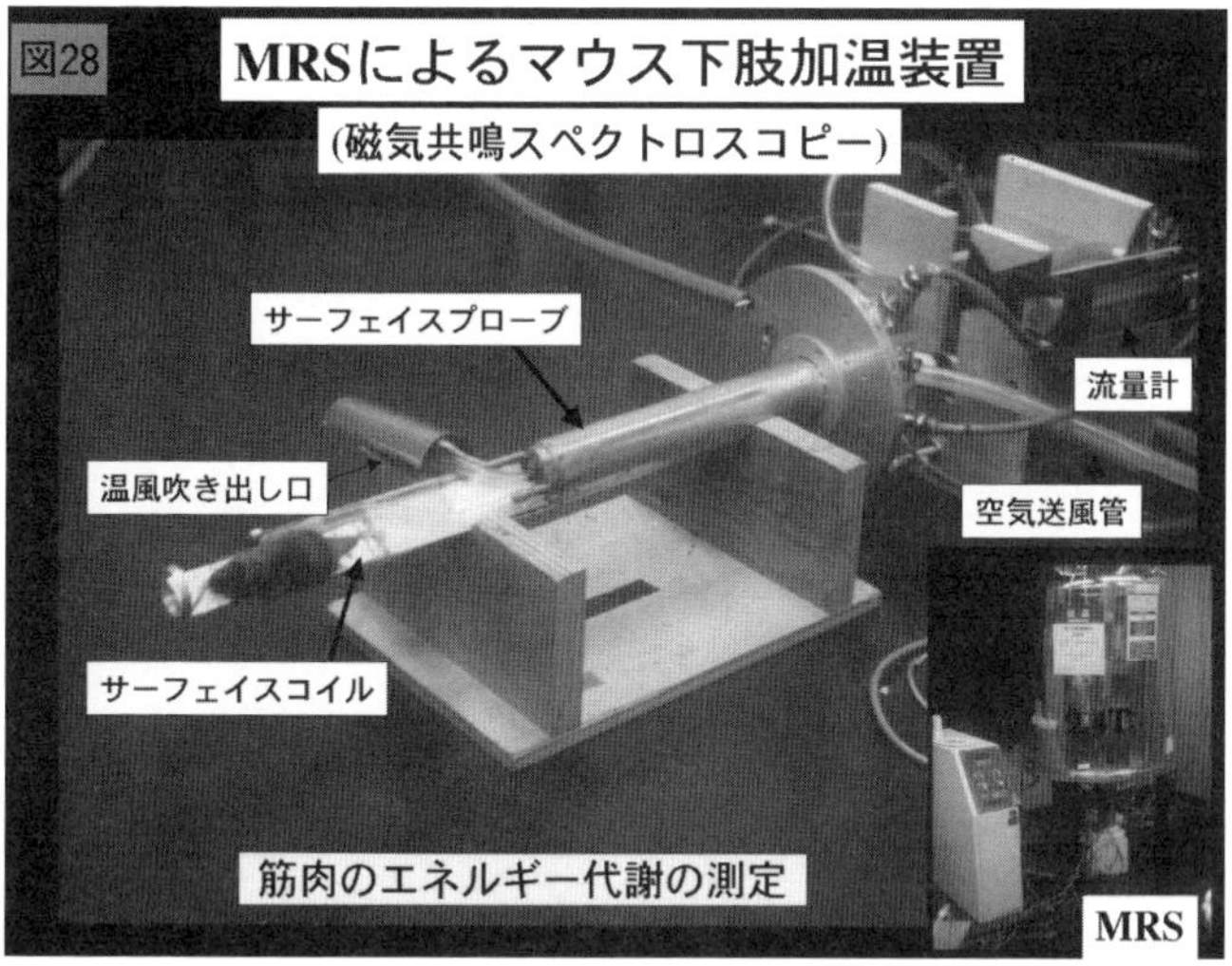
図28
MRSによるマウス下肢加温装置
(磁気共鳴スペクトロスコピー)
サーフェイスプローブ
流量計
温風吹き出し口
空気送風管
サーフェイスコイル
筋肉のエネルギー代謝の測定
MRS

実験は上の写真のように設定しました。サーフェイスコイル（ラジオ波を送信し、返ってきたエネルギーも受信できるコイル）の上に、麻酔したマウスの下肢を固定し、その真上の吹き出し口から、温度設定した温風を送風します。そして、ＭＲＳ（磁場強度９・４テスラ）の中にマウスを入れて、筋肉のエネルギー源である「ＰＣｒ（クレアチンリン酸）」、ＰＣｒを再合成する「ＡＴＰ（３つのリンのピークがある）」、およびこれらの代謝産物である「Ｐｉ（無機リン）」を測定します。

まず、予備加温していないマウスの下肢筋肉に、51℃の温風を送風しました。ＰＣｒ（クレアチンリン酸）とＡＴＰは急速に減少し、40分後には枯渇し、代謝産物である無機リンのみのピークとなります。

これに対し、あらかじめ42℃で30分間予備加温し、その1日後に、同じ条件で実験したマウスでは、ＰＣｒとＡＴＰが54分後まで認められ、60分後に枯渇しました。すなわち、筋肉が疲労するまでの時間が、20分間延びたことになります。また、予備加温2日後では、ＰＣｒとＡＴＰはともに60分後も存在しています。予備加温7日後になると、ＰＣｒ、ＡＴＰは40分後には枯渇し、予備加温の効果は全くなくなります（図29）。

このように、**予備加温することにより、エネルギー枯渇までの時間が延長し、疲労までの時間が遅くなります。**

またこの間の筋肉中のＨＳＰの発現量をみると、予備加温2日後にピークになっています（図30）。写真は、下肢筋のＨＳＰの免疫組織染色像（筋肉のＨＳＰの局在を顕微鏡でみたもの）です。予備加温1日後と2日後に最も強く出ており、7日後に減少します。よくみると、筋線維がモザイク状に染色され、強く染色されている筋とされていない筋が散在しています（筋肉には、ＨＳＰを強く発現する筋線維と弱い筋線維がある）。このように免疫組織染色からも、予備加温2日後にＨＳＰの発現が高いことを確認できます。つまり、このＨＳＰが筋肉のエネルギー枯渇までの時間を延長

図29　予備加温によるマウス下肢筋肉のエネルギー代謝への影響（筋肉疲労）

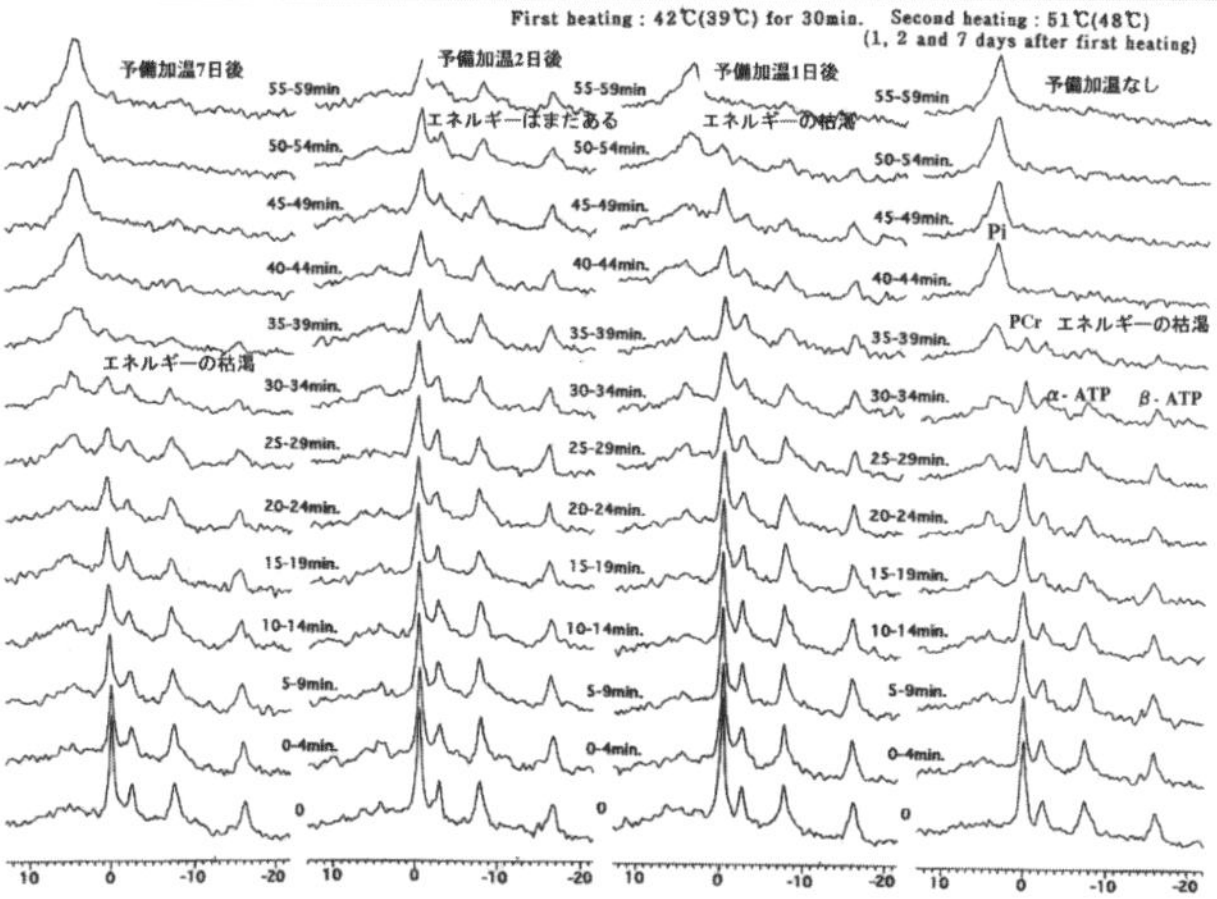
First heating : 42℃(39℃) for 30min.　Second heating : 51℃(48℃)
(1, 2 and 7 days after first heating)
予備加温7日後
予備加温2日後
エネルギーはまだある
予備加温1日後
エネルギーの枯渇
予備加温なし
Pi
PCr　エネルギーの枯渇
α- ATP　β- ATP
エネルギーの枯渇
55-59min
50-54min.
45-49min.
40-44min.
35-39min.
30-34min.
25-29min.
20-24min.
15-19min.
10-14min.
5-9min.
0-4min.
0
10　0　-10　-20

図30　予備加温によるマウス下肢筋肉の HSP の誘導

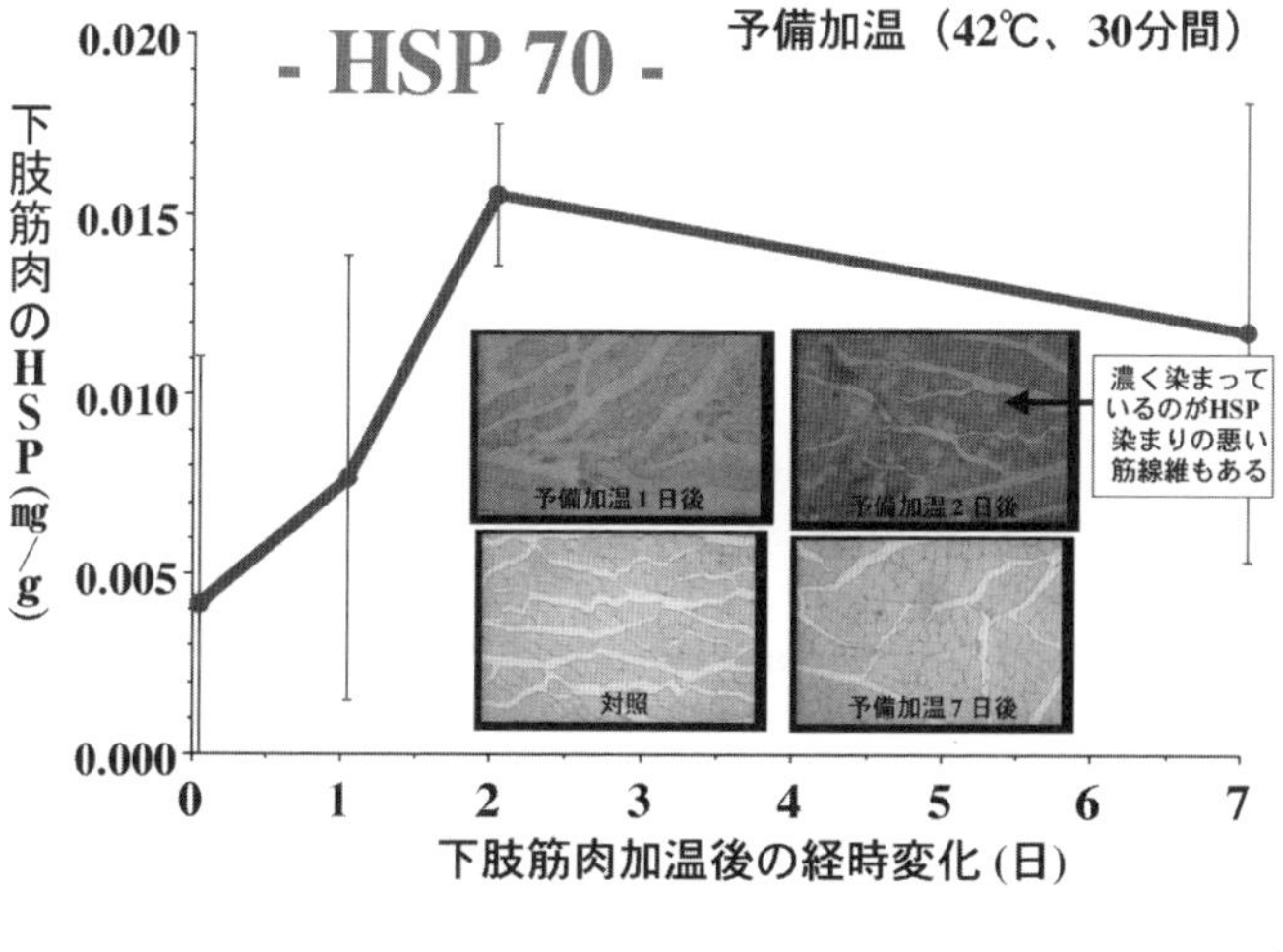
- HSP 70 -
予備加温（42℃、30分間）
下肢筋肉のHSP(mg/g)
0.020
0.015
0.010
0.005
0.000
0　1　2　3　4　5　6　7
下肢筋肉加温後の経時変化(日)
予備加温１日後
予備加温２日後
対照
予備加温７日後
濃く染まっているのがHSP
染まりの悪い筋線維もある

させ、筋疲労の防御にはたらいたといえます。

実は、このマウスの予備加温による筋疲労防御の実験が、6章で述べるソルトレイク冬季オリンピックのクロスカントリー選手に予備加温を実施するもとになっています。**ヒトに適用されるまでには、こうした多くの実験動物による基礎実験がなされているのです。**

補足 いろいろな角度から体の断面を検査できるMRI（磁気共鳴画像診断装置）は、強い磁石と電波（ラジオ波）を使って画像化します。これとまったく同じ原理を使って、図29のようなスペクトルであらわすMRS（磁気共鳴スペクトロスコピー）という装置があります。

ここでの実験は、筋肉の疲労を観察することを目的としているので、筋肉のエネルギー代謝を測定します。よって、筋肉のエネルギー源であるPCr（クレアチンリン酸）、ATP（アデノシン三リン酸／34ページ参照）、およびこれらの代謝産物であるPi（無機リン）の変化を見るため、リンの化合物が検出できるようリン－MRS（31P－MRS）をおこないました。

マウスを高い磁場のなかに入れると、マウスの体を構成している原子（水素、炭素、酸素、リン、窒素など）がそれぞれ特有の動きをします。そこへ電波（ラジオ波）のエネルギーを与えてやると磁場内の原子は、自分のエネルギー状態に合ったエネルギーを電波から吸収します。次にこの電波を止めると、吸収したエネルギーを捨てるので、その捨てたエネルギーをサーフェイスコイルで拾い、エネルギー

（共鳴エネルギー）を測定します。このエネルギーは、その原子のエネルギー状態を示します。すなわち、その原子の共鳴エネルギーは、正常組織かガン組織か、また浮腫（ふしゅ）のように水が多いところかどうかで異なります。よって、MRIでガン、炎症、浮腫などが診断できるのです。今回は、疲労を観察しますから、スペクトルの高さで、エネルギー物質（PCr、ATP、P·iなど）の量を測定しています。

生物兵器（ボツリヌス毒素）

最近、テロ対策に関心が集まっています。生物テロ予防対策として、ボツリヌス毒素に対する予備加温の効果を検討しました。

ボツリヌス菌がつくり出すボツリヌス毒素は毒性が非常に強く、ごく微量で、生物を死にいたらしめる地球上最強の病原菌です。わずか1グラムで1千万人が死んでしまうといわれています。ボツリヌス菌による食中毒の頻度はまれですが、発生すると致死的な惨事にいたります。近年は、筋肉弛緩（しかん）作用の毒性を逆手にとって、ジストニーに関連した顔面痙攣（けいれん）の治療薬として、また顔面のしわを取るための整形美容にも利用されています。

実験は次のように実施しました。あらかじめマウスを直腸温41℃で30分間、全身予備加温（動物用サーモトロン使用／㈱山本ビニター）をおこない、その2日後にボツ

図31　予備加温による生物テロの防御

ボツリヌス菌毒素投与 (1.4ng/Kg)	生存率（%）
対照群	0 % (0/7)
予備加温2日後投与	28 % (2/7)

予備加温により、生物テロは約30%防げる

リヌス毒素1・4ナノグラム／kgをお腹に投与し、1週間での死亡率を求めました。ナノグラムというのは、1グラムの10億分の1という超微量です。

その結果、加温していない群は7匹中7匹死亡、生存率0%。予備加温2日後ボツリヌス毒素投与した群は、7匹中2匹生存し、生存率28%でした（図31）。ボツリヌス毒素は極めて微量で強力な致死作用をもつため、全身予備加温で100%生存させることはできないものの、約30%は生存しています。

生物テロに対する防御法は、各生物兵器によって個々に研究されているようですが、全身予備加温法なら、どんな生物兵器であろうと、このボツリヌス毒素の実験結果と

同じ効果を期待できます。**だれでも簡単にできる全身予備加温で、生物テロ対策として個人的な防御にお役立てください**（5章「自分でできるHSPの増やし方」参照）。

どんな細胞も加温で強くなる

O－157も加温で強くなる

細胞を元気にするHSPは、ヒトの細胞だけでなく、実は細菌のなかにも存在します。どんな細胞もHSPをもっていますので、中途半端に加温すると、細菌もHSPをつくるため強くなってしまいます。強くなるのはヒトの細胞だけではない、ということを頭に入れておいてください。

よく食中毒で世間を騒がせるO－157も、細菌にとってストレスとなるような温度で加温されたとき、HSPを増加させ強くなるので、次にO－157が死ぬ温度で熱を加えても死ななくなってしまいます。

腸管出血性大腸菌O－157は、アメリカでの食中毒で1982年にはじめて発見され、日本では1996年に大阪府堺市での小学生を中心とした、患者総数1万人以上に達する大規模な食中毒事故を契機に広く知れ渡ることになりました。O－157

図32　各種加温温度におけるO-157のHSPの発現

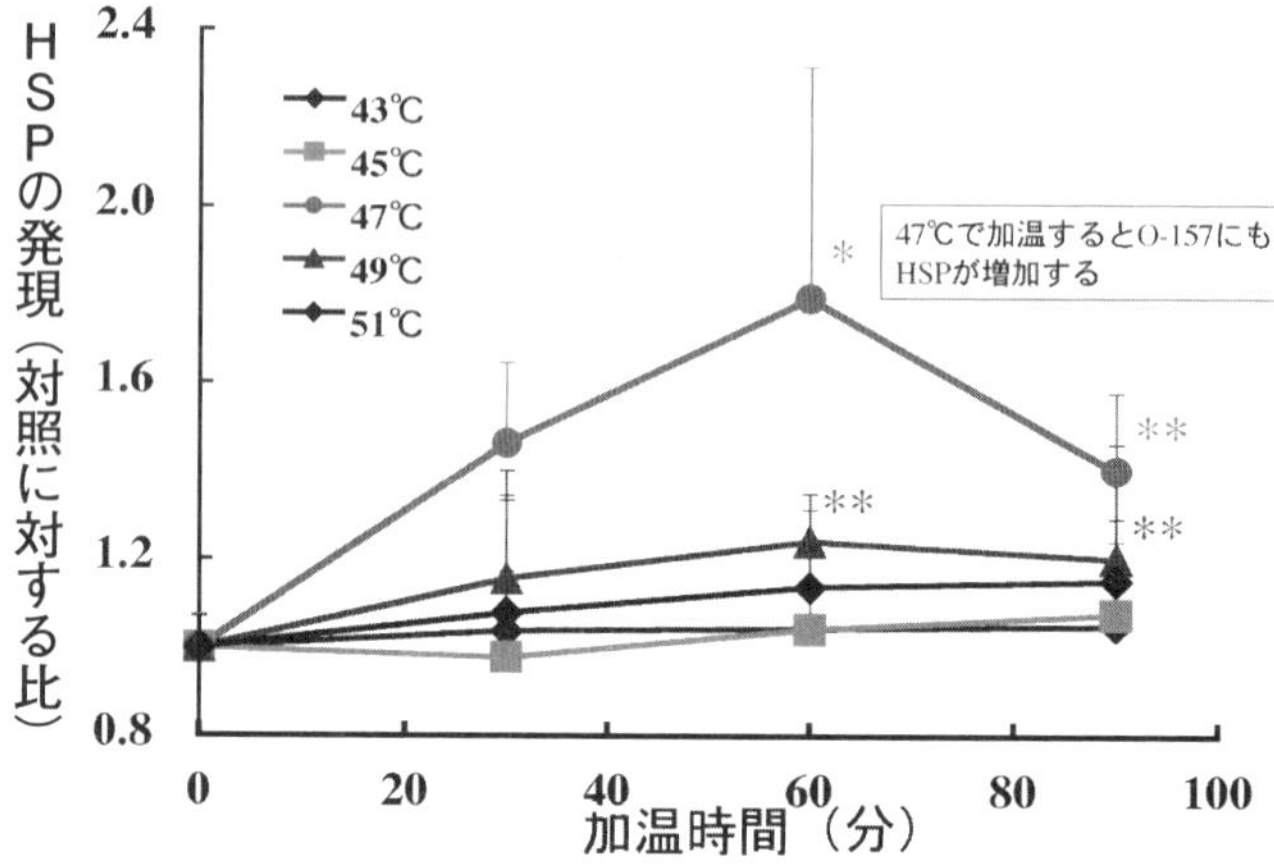
HSPの発現（対照に対する比）
2.4
2.0
1.6
1.2
0.8
43℃
45℃
47℃
49℃
51℃
47℃で加温するとO-157にもHSPが増加する
*
**
**
**
0
20
40
60
80
100
加温時間（分）

は感染力が極めて強く、激しい下痢、血便、溶血性尿毒症を合併し、死にいたることもあるため、社会的影響が極めて大きい感染症であるといえます。

１９９６年以降も毎年数百件程度の感染事例があり、依然として注意を要する感染症です。

さて、このO－１５７は「53℃」以上で熱を加えるとほとんど死んでしまいます。53℃で１時間加温すると１０００個あったO－１５７は１０００個ほとんど死にます（図33）。

しかし、「47℃」で30～60分加温するとHSPが１・５～１・８倍増加します（図32）。それより高い51℃や、それより低い43℃の熱では、ほとんど増加しません。O

図33　予備加温したハンバーグ中のO-157の生存率

（一度加温されたハンバーグ中のO157はなかなか死なない）

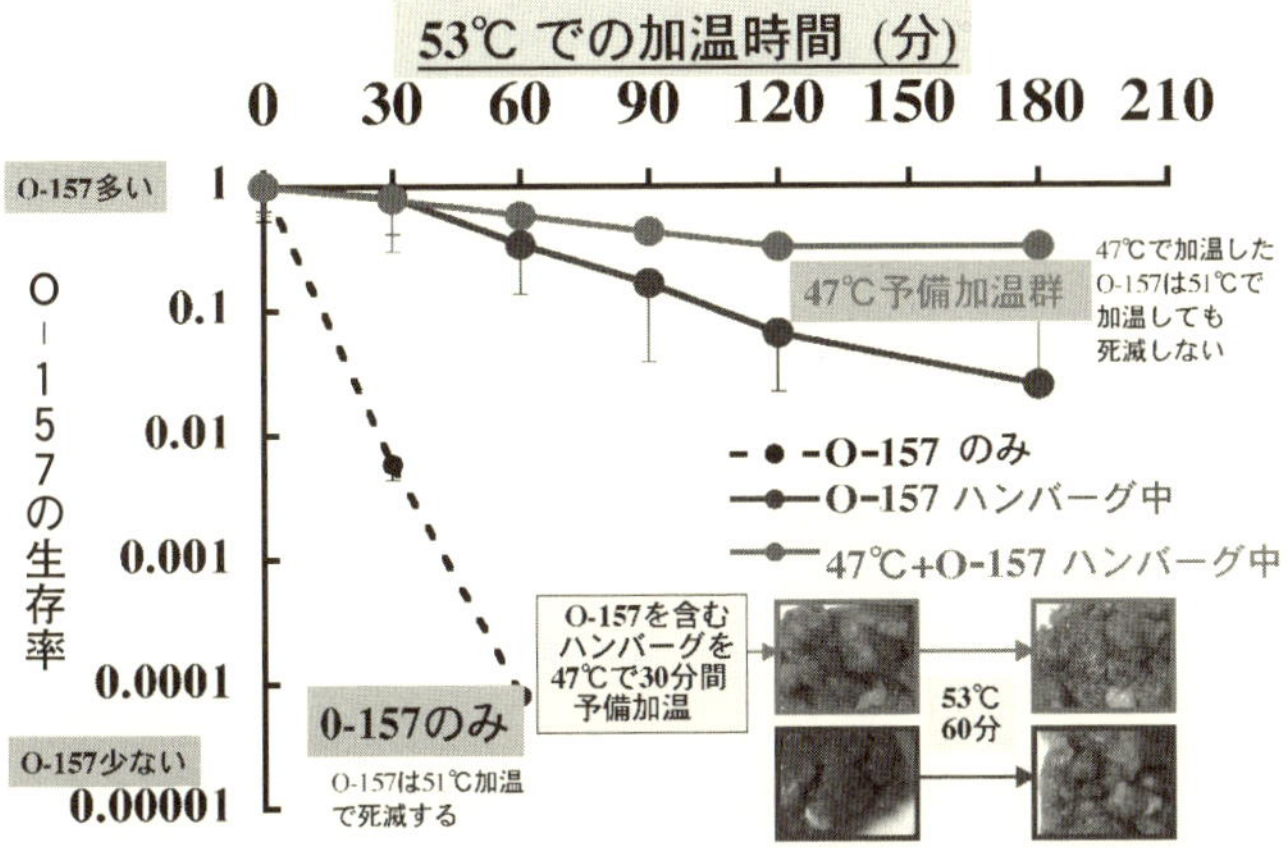
53℃での加温時間（分）
0
30
60
90
120
150
180
210
O-157多い
O-157少ない
1
0.1
0.01
0.001
0.0001
0.00001
O－157の生存率
47℃予備加温群
47℃で加温したO-157は51℃で加温しても死滅しない
-●-O-157 のみ
—●—O-157 ハンバーグ中
—●—47℃+O-157 ハンバーグ中
O-157を含むハンバーグを47℃で30分間予備加温
53℃ 60分
0-157のみ
O-157は51℃加温で死滅する

ー157にとって、47℃の熱ストレスが最も適度のストレスで、それ以下の温度はストレスには低すぎ、それ以上の温度では熱くて死んでしまいます。

そこで、実際にO－157をハンバーグのなかに混ぜ、47℃で30分加温した後、53℃（O－157が死ぬ温度）で熱を加えたときのO－157の細胞生存率を測定しました。

結果、あらかじめ47℃の熱を加えておき、その後、53℃で熱を加えるとほとんど死にません（図33）。同じようにして、50℃で180分熱を加えても1000個中、3、4個死ぬだけです。

これに対し、あらかじめ熱を加えないで53℃で1時間熱を加えると1000個中、

図34

O-157も加温で強くなる

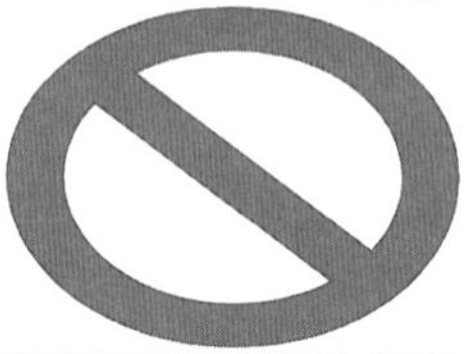

- O-157などの病原性細胞も予備加温で強くなる（死滅しない）
  加温によりできたストレス蛋白がO-157を強くする
- 食品の中途半端な加温や夏の車中への食品の放置は、
  食中毒の原因となる
- 菌にとっての中途半端なストレスは菌を強くする
  （耐性となる）---院内感染

最初にしっかり殺菌する（完全に死滅させる）

ほとんどが死にます。

このように、O－157が死ぬ温度よりやや低い温度で熱ストレスを受けるとHSPを増加させ、O－157は強くなり、普通なら死ぬ温度で、熱を加えても死ななくなります。

こうして、生き残ったO－157が食中毒の原因になったりするわけです。ですから、中途半端に加温するのではなく、きっちり殺菌できる温度以上に熱を加えることが大切です。

これは、他の細菌でもいえることで、**中途半端な殺菌・除菌により、HSPを増加させ、細菌は耐性を獲得し、細菌も強くな**ることを覚えておきましょう。

植物も加温で長もち

加温して、ＨＳＰを増加させると疲労しにくくなり、運動能力が向上する。傷害を受けた細胞も回復が促進する。これらのことは、ヒトの細胞だけでなく、植物でも起こるようです。

独立行政法人食品総合研究所・岩橋由美子先生の報告によれば、赤くなる直前のトマトを42℃で24時間加温して熱ストレスを与えると、果肉の成熟が5日ほど遅くなり、やわらかくなるのも遅れた（果肉の崩れを防ぐ）といいます。

加温で誘導されたＨＳＰがさまざまなストレスによる損傷（タンパクの傷害）を修復したり、修復不能な場合には分解を促進するなどにより、果肉の保存性を良くしているものと思われます。

植物もこのように、加温によって細胞をストレスから守り、元気にしているのでしょう。鮮度を保ったまま美味しいトマトを長持ちさせることができるのですから、生活のなかでもＨＳＰを利用してみてください。

ちなみに、トマトに含まれるリコペンは、酸化を防ぐビタミンとして、活性酸素や放射線を防御します。私たちは抗酸化ビタミンの研究もおこなっています。

図35　どんな生物もストレスから身を守るためHSPを持っている

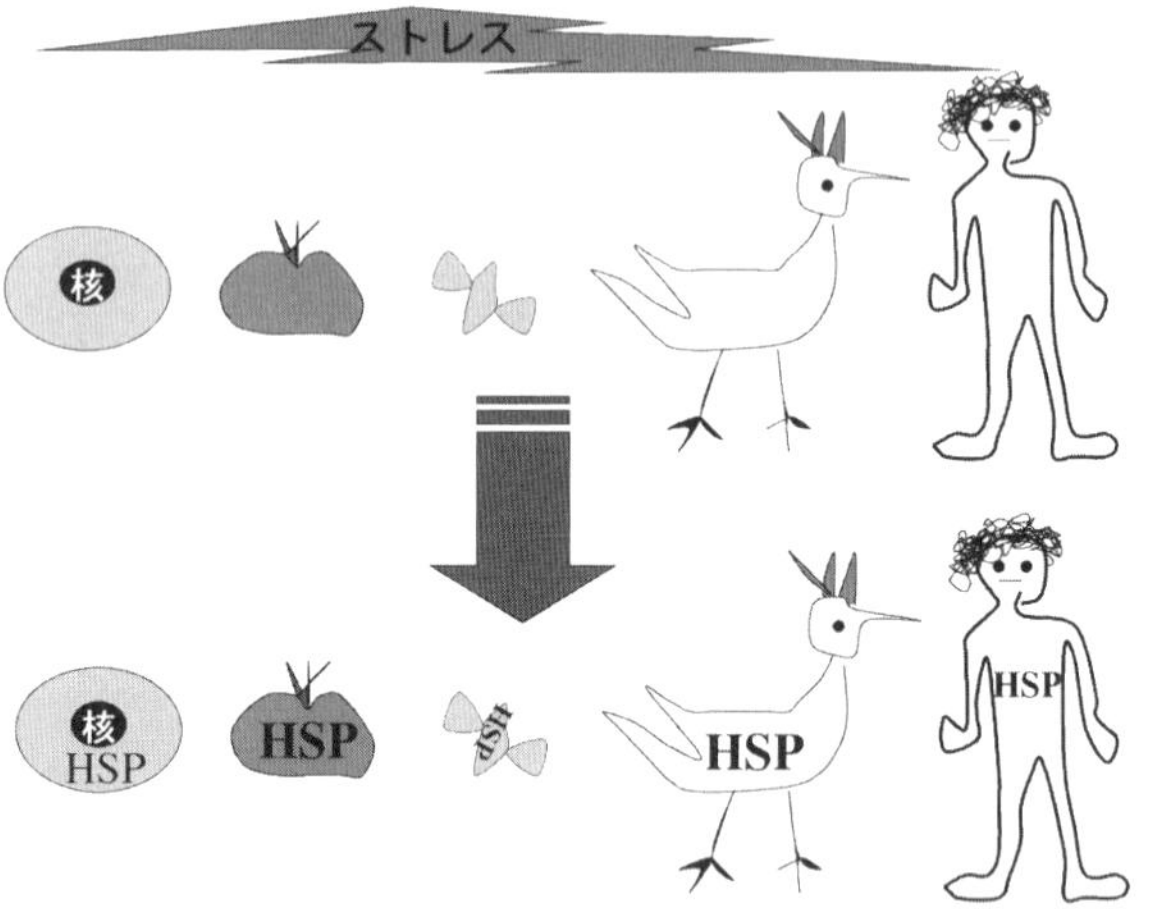
ストレス
核
核
HSP
HSP
HSP
HSP
HSP

生物の進化とＨＳＰ

　地球上に生物が誕生して以来、暑いときも寒いときも、食料のない飢饉（ききん）のときも、生物は遺伝子を変化させさまざまな環境を生き延びてきました。生物の生存のためには、そういった時代時代のストレスに打ち克つ防御物質がどうしても必要でした。ちょっとしたストレスでへこたれていては、生きていくことはできません。大腸菌やネズミ、ヒトなどすべての生物に必要だったのです。ですから、**ＨＳＰは種を超えて、進化的に保存された遺伝子産物である**ということができます。

　大腸菌は進化の低い単細胞生物です。ヒトは進化の高い多細胞生物です。実は、その大腸菌とヒトのＨＳＰの構造は50％も同じです。ＨＳＰが半分は一緒なのですから、それだけ生物の進化に欠くことができなかったといえます。

3章

加温すると免疫力も高まる

発熱は、生体防衛反応の1つ

風邪を引いたり、何かに感染したりすると、「発熱」します。熱が出ると体がだるく、フラフラしたりするので、一般的に発熱はこわいもの、体にダメージを与える危険なものと思われています。しかし発熱は、病気を治すシステムを活発化するために起こるもので、体にもともと備わっている防御能力です。

発熱すると、体内では次のようなことが起こります。

●HSPがつくられ、体をストレスから守る。またHSPも免疫活性を高める。

●免疫力が高まり、体を守る。

●痛みを緩和させる「エンドルフィン」がつくられ、痛みを和らげる。

つまり、風邪を引いたり、感染すると、熱が出て、HSPがつくられ、免疫系が活性化され、エンドルフィンが出て、体を守ろうとするのです。しかし、このような感染防御による自発熱は、大変苦しいものです。

そこで、このような生体防御反応を積極的に活用して、**外から、加温して体温を上げれば、HSPを高めることができます。**それにはサウナやお風呂、加温装置などで体を外から温めて、体温を上げればよいのです。また前もって加温しておき、ストレスに備えてＨＳＰを準備しておくのも大変効果的です。

加温による免疫効果

私たちの体の中にはいろいろな異物が侵入してきますが、それら病原体との戦いを免疫細胞が役割を分担し、驚くほど巧妙なチームプレーで繰り広げています。

その１つ「マクロファージ」は、体内に細菌や異物などが侵入すると、真っ先に出動する好中球に続いてゆっくりと現れ、あたり一帯の異物を貪食し排除する細胞です。貪食細胞と呼ばれるこのマクロファージは、36・５℃で細菌と異物と反応させても貪食能はわずかですが、38℃、39℃と温度を高くすると急激に異物を貪食しはじめます。

この結果は、生体にとって、大変合理的です。細菌やウイルスに感染し、38℃、39℃と体温が上がったときこそ、感染した細菌やウイルスを攻撃し、貪食する能力が高くなる必要があるからです。

細菌やウイルスに感染すると、発熱物質（細菌やウイルスの毒素、またはその一部）が、体温調節中枢（視床下部）の設定ポイントを、たとえば36・５℃から、38℃

〜39℃に上げるため、体温の上昇がおこります。すると体を守ろうとして免疫系が活性化され、感染した細菌やウイルスを攻撃し、貪食する能力が高まるのです。

2章で述べたように、体を加温すると2日後をピークにHSPが増加し、このHSPの増加に一致して自然免疫能が増加します（45ページ図12参照）。

近年、HSPの研究が進み、HSPは免疫にも関与することが明らかになっています。ガンや病原菌を見つけ出して殺傷する「ナチュラルキラー（NK）細胞」の活性を高めたり、抗原提示といって「ここにこんな侵入物質があるよ」と免疫系の細胞に教える「樹状細胞」を増加しその作用を強化する作用があります。また、HSPは、細菌やガン細胞の抗原とくっついて抗原提示を強くするので、リンパ球に認識されやすくなります。ガン細胞の抗原提示について、詳しくは10章で述べます。

円形脱毛症

ストレスが原因で起こる「円形脱毛症」は、皮膚科外来患者の約2〜5％を占めているそうです。このメカニズムについては、よく分かっていません。現在のところ、遺伝的素因と自己免疫説が有力ですが、円形脱毛症とHSPの関係については知らな

図36　円形脱毛症

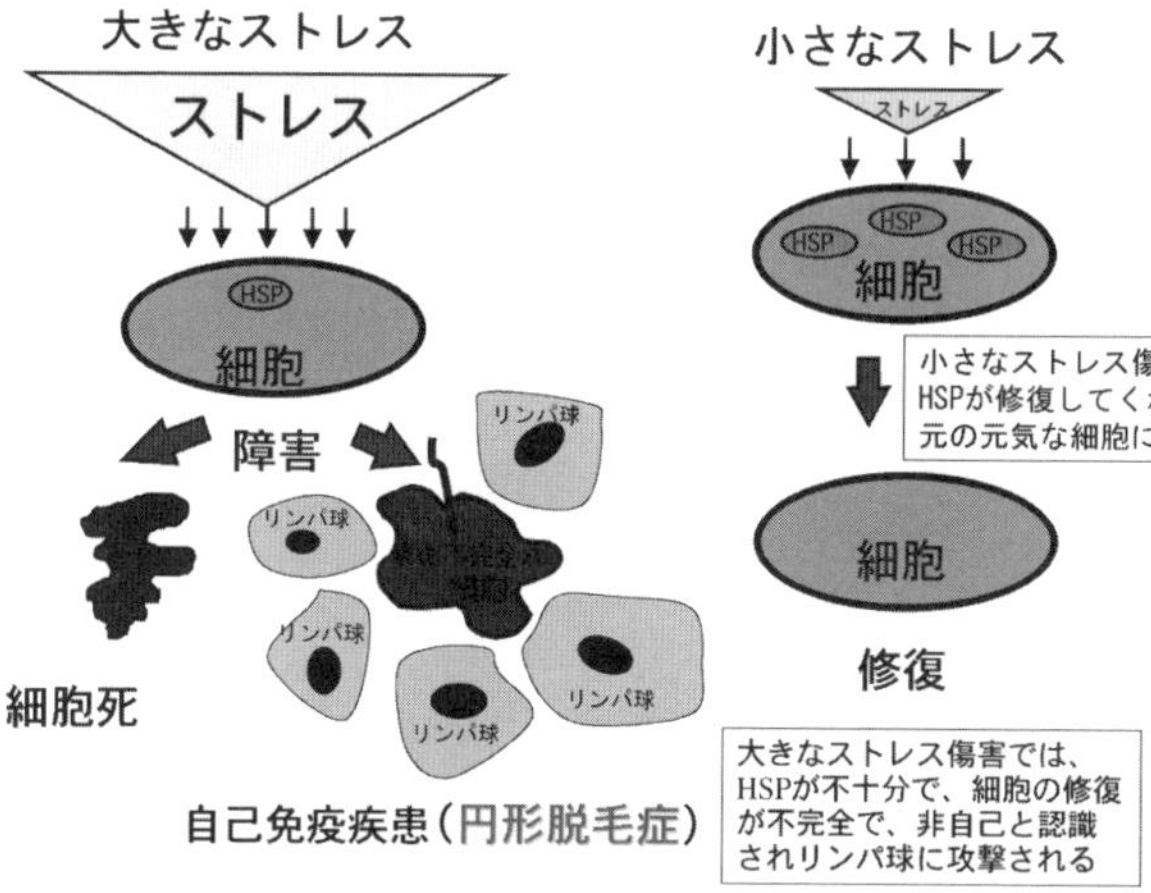
大きなストレス
ストレス
HSP
細胞
障害
リンパ球
細胞死
自己免疫疾患（円形脱毛症）
小さなストレス
ストレス
HSP
細胞
小さなストレス傷害はHSPが修復してくれて、元の元気な細胞になる
細胞
修復
大きなストレス傷害では、HSPが不十分で、細胞の修復が不完全で、非自己と認識されリンパ球に攻撃される

い方が多いのではないのでしょうか。

円形脱毛症は、普通は、痛みやかゆみなどの自覚症状はなく、境界明瞭で円形、楕円形の地肌のみえる脱毛巣を示します。医学的には決定的な要因は解明されていませんが、遺伝的要因、自己免疫、精神性ストレスが挙げられています。病理組織所見として、毛周囲にリンパ浸潤があり、そのほとんどが「Tリンパ球」であるといわれています。そのプロセスをたとえればこんな感じでしょう。

一生懸命受験勉強してあこがれの大学に合格し、こころは高揚しています。東京での下宿生活がはじまり、混雑した人混み、知らない人たちの中で緊張した生活がつづき、細胞はひどくストレス傷害を受けていますが、本人はうれしくて、細胞のストレス傷害に気がついていません。

一方、細胞は、一生懸命にHSPを増加させストレスで傷害した細胞を治そうとします。けれどもHSPが不足し、充分細胞を修復することができず、修復不完全な細胞となってしまいます。すると、リンパ球は、修復不完全なその細胞を自分と見なすことができず（非自己と認識）、食べてしまうのです（いわゆる自己免疫疾患で、自分の細胞を攻撃すること）。その細胞が頭髪の細胞で、髪の毛が抜けてしまうわけです。よって、円形脱毛症の部位にはリンパ球がたくさん集まっています。

HSPが充分にあれば、完全に修復でき、円形脱毛症にならずにすむのですが、本人は高揚しているために、円形脱毛症になっても気がつかない場合が多いのです。

現在の治療法は、ステロイド薬や、局所血流改善薬、光化学療法、局所免疫療法などがあります。ちなみに、昔は、円形脱毛症の治療に赤外線ランプで温めていたそうです。

■SARS（重症急性呼吸症候群）

2003年の春に起きたSARS騒動は、「原因がよくわからない」「新しい」ということから、非常にインパクトが大きかったと思います。WHOはSARSの原因となる病原体を解明するため、世界の研究施設の協力のもと「コロナウイルス科に属する新しい形のウイルス」と断定しました。形態が、ウイルス表面から花弁状の突起がでており、太陽のコロナのように見えるのでコロナウイルスと呼ばれました。症状は38℃以上の高熱、タンを伴わない咳(せき)、発疹(はっしん)、呼吸困難、下痢、倦怠(けんたい)感などさまざまです。SARSの感染力はそれほど強くなく、潜伏期間はほぼ10日で、感染防止にはマスク着用が有効ということでした。野生動物に寄生していた未知のウイルスが、遺伝子の突然変異などによりSARSウイルスとなり、ヒトに感染するようになったと思われます。このようなウイルスの出現の陰には、森林の伐採、ダムの建設などで、生態系に変化が起こり、森林などに生息する野生動物のウイルスがヒトとの接触の機会を増加させてきたためと思われます。

このような、新種のウイルスに対しても、感染するしないは、自分の免疫力によって、決まります。日ごろから、加温や運動で、免疫力を維持していくことが重要と思われます（5章「自分でできるHSPの増やし方」参照）。

■高病原性鳥インフルエンザウイルス

２００４年１月、山口県の養鶏所で死亡した鶏等の病性鑑定から、「Ｈ５亜型のＡ型インフルエンザウイルス」の感染が確認され、高病原性鳥インフルエンザの患畜と確定されました。鳥もＡ型インフルエンザウイルスの感染を受けるわけですが、鳥のウイルスはヒトのインフルエンザウイルスとは異なったウイルスです。鳥類のインフルエンザは「鳥インフルエンザ」と呼ばれ、このうちウイルスの感染を受けた鳥類が死亡し、全身症状などの特に強い病原性を示すものを「高病原性鳥インフルエンザ」と呼びます。鶏、七面鳥、うずらなどが感染すると、全身症状をおこし、神経症状（首曲がり、元気消失など）、呼吸器症状、消化器症状（下痢、食欲減退など）などが現れることもありますが、無症状で鳥類が大量に死亡することはまれではないそうです。

ヒトが鳥インフルエンザウイルスの感染を受けるのは、病鳥と近距離で接触した場合、またはそれらの内臓や排泄（はいせつ）物に接触するなどした場合が多く（ペットの鳥や野鳥などで注意が必要）、鶏肉や鶏卵からの感染の報告はありませんが、心配な方は、鶏卵は中心部70℃で加熱し、鶏肉も充分加熱処理してください。

4章

加温すると体にたくさん良いことが起きる

これまで述べてきたことを図37にまとめました。

一度加温（熱ストレス）しておくと、それより高い温度で加温（熱ストレス）しても傷害がないかまたは軽減されます。それは熱というストレスに対し、ＨＳＰが誘導されたことにより、熱ストレスに抵抗性になったということです。そして、この加温（熱ストレス）によって誘導されたＨＳＰは、他のストレス、たとえばストレス潰瘍、腎不全、ショックなどのストレスに対しても、抵抗性を示すことができます。これをヒトに当てはめれば、ある苦難を切り抜けたヒトは、別の苦難にも動じない、ということができます。

また、あらかじめストレスを与えておくと、次にくるストレス傷害を小さくすることができます。これって免疫に似てないかな、そう思った人はいませんか。

免疫系においては、たとえば一度かかった麻疹（はしか）（抗原）に対して、二度目にはすでに抗体ができているので、もう麻疹になることはありません。ただし、別の抗原、たとえばおたふく風邪が侵入したときには、麻疹の抗体はそれに対する効力がありませんから、おたふく風邪になってしまいます。

すなわち、**免疫の場合は、入ってきたストレス（病原体）に特異的におこり、免疫を獲得**します。別のストレス（病原体）に対しては免疫を示しません。結論として、

図37　**HSPと免疫との違い**

1.HSPの増加がストレスに対する抵抗性を高める
個体：ストレスを1度クリアするとそのストレスに非常に強くなる
ストレス抵抗性が生じる

2.あるストレスに抵抗性を獲得すると、他のストレスにも同様に抵抗性を示す
個体；ある苦難を切り抜けた人は、別の苦難にも動じない

＜免疫との違い：優れている点＞

免疫の場合は、抗原に特異的にしか起こらず、ある病原体に免疫を獲得しても、別の病原体（ストレス）に免疫を示すことはない。

HSPを高め強くなる！

図38　マイルド加温療法で得られること

1. HSP 70が誘導されます。
2. 免疫能が上がります。
(NK活性, 抗原提示能増加, INF, TNF,)
3. 血流が良くなります。
4. 乳酸の産生が遅れます。
5. 体温が上がります。
6. 汗がでます。
7. エンドルフィンが誘導されます。
8. 老化を予防します。

↓

1. 生体防御作用が得られる。
2. ガンや細菌を殺す力が強くなる。(感染しにくくなる)
3. 薬剤の細胞内取り込みが良くなる。(薬剤がよく効く)
4. 運動能力が向上する。
5. 代謝が活発になる。(細胞が元気になる、脂肪が燃焼される)
6. 老廃物が汗から出る。
7. 痛みが緩和される。

ＨＳＰはどんなストレスでも誘導され、どんなストレスに対しても抵抗性を示し、ジョーカーのようにどんなときでも出せるのですが、その有効期間は、２日後をピークに１～４日間です（何にでも効くがすぐ効果はなくなる）。免疫は、侵入してきた病原体Ａに対し、それに特異的な抗体Ａをつくるので、それ以外の病原体Ｂがきたとき効果はありませんが、病原体Ａに対しては、永久的に抗体Ａは効力をもっています（それだけにしか効かないが永久的に効果がある）。ＨＳＰと免疫は、それぞれ優れている点が異なります。

加温するとさまざまな良いことが起こります（図38）。順に説明していきましょう。すでに説明したことは省きますので、それに関しては相当する章をご覧ください。

①ＨＳＰが誘導されます。

↓生体防御作用が得られます。

②免疫能（ＮＫ活性、抗原提示能、ＩＮＦ、ＴＭＦ）が上がります。

↓ガンや細菌を殺す力が強くなり、感染しにくくなります。

③血流が良くなります。

↓薬剤の細胞内への取り込みが良くなり、薬が良く効きます。

④乳酸の産生が遅れます。
↓運動能力が向上します。
⑤体温が上がります。
↓代謝が活発になります。細胞が元気になると同時に、脂肪が燃焼されます（体脂肪低下）。

体温は、熱の「産生（熱を作る）」と「放散（熱を捨てる）」のバランスで維持されています。これを調節している指令塔が、「視床下部」という体温調節中枢です。

寒い場合は、熱をつくるために、甲状腺ホルモンが分泌され代謝を盛んにして熱を産生したり、筋肉が収縮（ふるえ）して熱をつくったり、また立毛、血管を収縮して熱が逃げないように防いで熱を保持します。

熱い場合は、血管が拡張して熱を逃げやすくし、皮膚周辺の空気に熱を「伝導」します。温まった空気は上に行き、下から冷たい空気が上がってきて皮膚に接して温まり、その温まった空気は上に行き、これを繰り返して「対流」が起こります。また体表からは熱をもった電磁波が出ていて、熱を輻射（ふくしゃ）（放散）します。しかし、外気温が高くなった場合は、この一連の伝導・対流・輻射が効きません。もっぱら「発汗」によって熱を放散します。水（汗）１gを気化させるには０・６kcal必要です。体はその気化熱を奪って体温を下げているのです。たとえば、100gの汗が出て蒸発すると、体重70kgの人の体温を約1℃下げます。

話をもとに戻しましょう。加温で基礎体温が、0・5℃上昇したとします。そうすると、いつも0・5℃上げておくもとになる熱量を、体のどこからかもってこないと持続的に体温を維持することができません。この熱量・エネルギーは、体脂肪や皮下脂肪からもってくることになり、体脂肪が燃焼され低下します。そしてこれらを燃焼させるため代謝が活発になり、細胞が元気になるというわけです。低体温の方が0・5℃でも体温が上がると、体の動きが良くなり、ずいぶん楽になったと感じるはずです。

⑥汗が出ます。

↓老廃物が汗から出ます。

ヒトの発汗は、次の3種類に分類されます。

●温熱性発汗

体温の調節にあずかる発汗は「温熱性発汗」です。気温が高いとき、加温したとき、運動をしたときなど体熱の産生が高まったときに起こります。エクリン腺という汗腺から、手掌、足底を除いた全身で起こります。

汗の成分は尿と似ていますが、尿に比べると薄く、塩分濃度は発汗の速度によって異なります。発汗が盛んなときは、体外に失われる塩分も多くなるので、水とともに塩分の補給をおこなう必要があります。

●精神性発汗

「精神性発汗」は、精神的な感動、動揺、緊張によっておこる発汗で、手掌、足底と腋窩（えきか）に起こり、ときには顔面にも起こります。ウソをついたときには精神的動揺や、緊張により、手掌の発汗量が増えることから、ウソ発見器に利用されます。

●味覚性発汗

「味覚性発汗」は、唐辛子、激辛カレーなど刺激性食品によって起こり、発汗は特に顔面に強く起こります。

⑦エンドルフィンが誘導されます。

↓痛みが緩和されます。

「エンドルフィン」は脳内麻薬とも呼ばれる物質で、オピオイド・ペプチドとも呼ばれ、ほかにセロトニン、エンケファリンなどがあります。

脳内ホルモンの中のエンドルフィンは、多幸感や快感を呼び覚まし、また鎮痛作用があるホルモンとして知られています。

⑧老化を予防します。

補足 体温が上がる病気には、「うつ熱」と「発熱」の2種類があります。

うつ熱とは、産生された熱を上手く放散できない（熱を上手く外に出せないために体内にこもる）病態で、いわゆる日射病、熱射病をいいます。

発熱とは、前述したように体温調節中枢（視床下部）の設定温度が、発熱物質（細菌ウイルスの毒素またはそれらの一部）によって正常の36・5℃から39℃とか40℃にリセットされてしまい体温が上がる現象をいいます（図39参照）。たとえば風邪をひいて設定ポイントが39℃にリセットされたとします。設定ポイントは39℃にリセットされても、まだ血液や体の温度は36・5℃ですから、寒いと感じ、鳥肌がたち、ふるえ、血管は収縮して、アドレナリンが分泌され、熱が逃げないようにされ、体温が上がります。このとき感じる特有の寒気を悪寒といいます。悪寒を感じたら、すでに風邪をひいたという証拠です。

発熱物質が除かれたり、解熱剤を飲んだりすると、設定ポイントが36・5℃に戻ります。今度は、血液や体の温度は39℃なのに設定ポイントは36・5℃なので、その余分の熱を捨てるため、発汗、血管拡

図39　**風邪をひいたときの発熱経過**

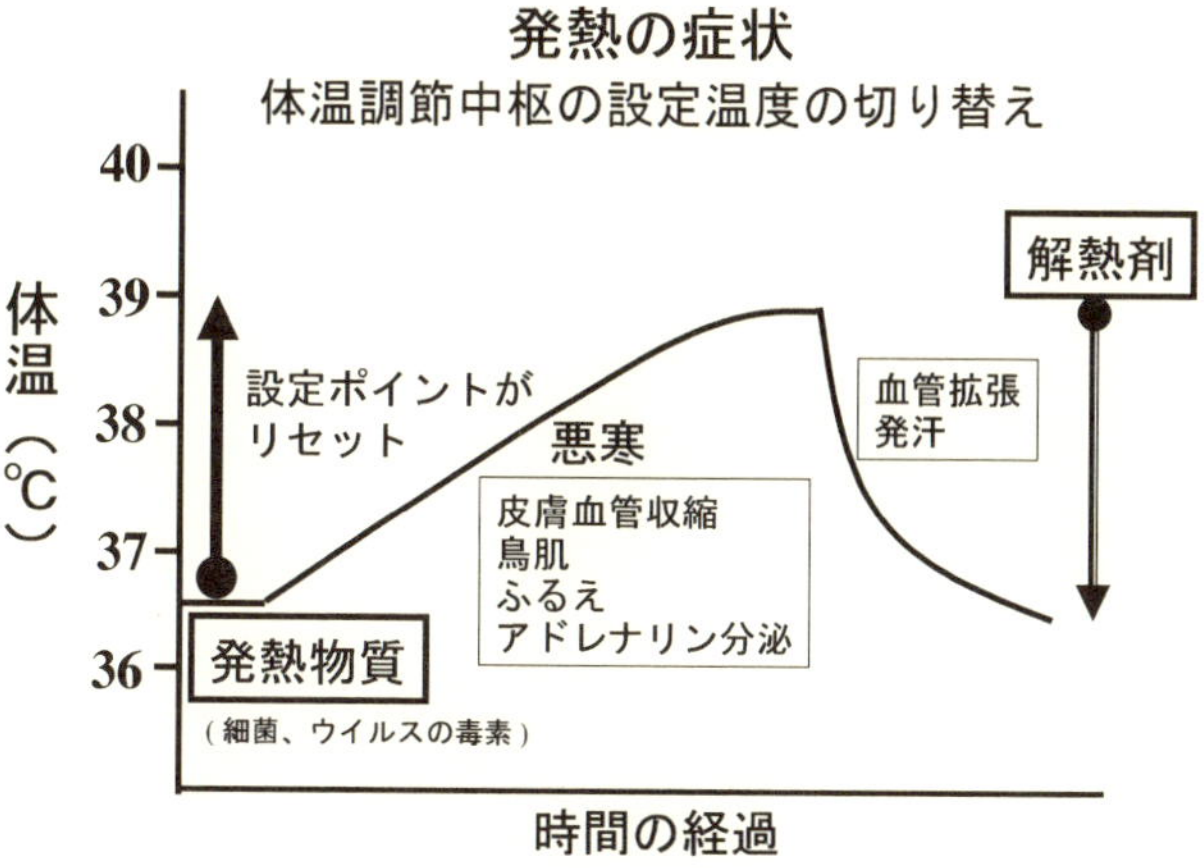
発熱の症状
体温調節中枢の設定温度の切り替え
40
39
38
37
36
体温（℃）
設定ポイントが
リセット
悪寒
皮膚血管収縮
鳥肌
ふるえ
アドレナリン分泌
血管拡張
発汗
解熱剤
発熱物質
（細菌、ウイルスの毒素）
時間の経過

張が起こり、熱が放散されるのです。

5章

自分でできるHSPの増やし方

自宅のお風呂で

日本人のお風呂好きは長寿の原因の１つと思われます。ドイツにおいても、温泉を利用した療法が盛んです。さまざまな疾患治療法としておこなわれていますが、その温度が約38℃と日本人に比べて低いのが特徴です。日本では、40〜42℃と高く、そのためＨＳＰも多く産生されることが長寿の要因の１つと思われます。生活のなかで目的にあわせて、「ゆったりお風呂」と「あったかお風呂」を使い分けてください。

お風呂で「ＨＳＰを増やす加温方法」を実践するにあたって、まず用意していただきたいものがあります。お風呂用の「湯温計」と「体温計」です。温度表示のついているお風呂でも、正確な湯温を知るために湯温計を使ってください。また体温は、舌の下において「舌下温」を計ります。体重を気にする人は多いのですが、体温は案外気にしないものです。これからは、体温にも関心をもち、ぜひ「マイ体温計」をお持ちください。タイマーもあると加温時間を計るのに便利です。

そしてすべての加温に関して、必ず、充分な水分補給をしてください。１回の加温前後で、ペットボトル１本５００㎖が目安です。

図40　**日本人とドイツ人の浴水温の比較**

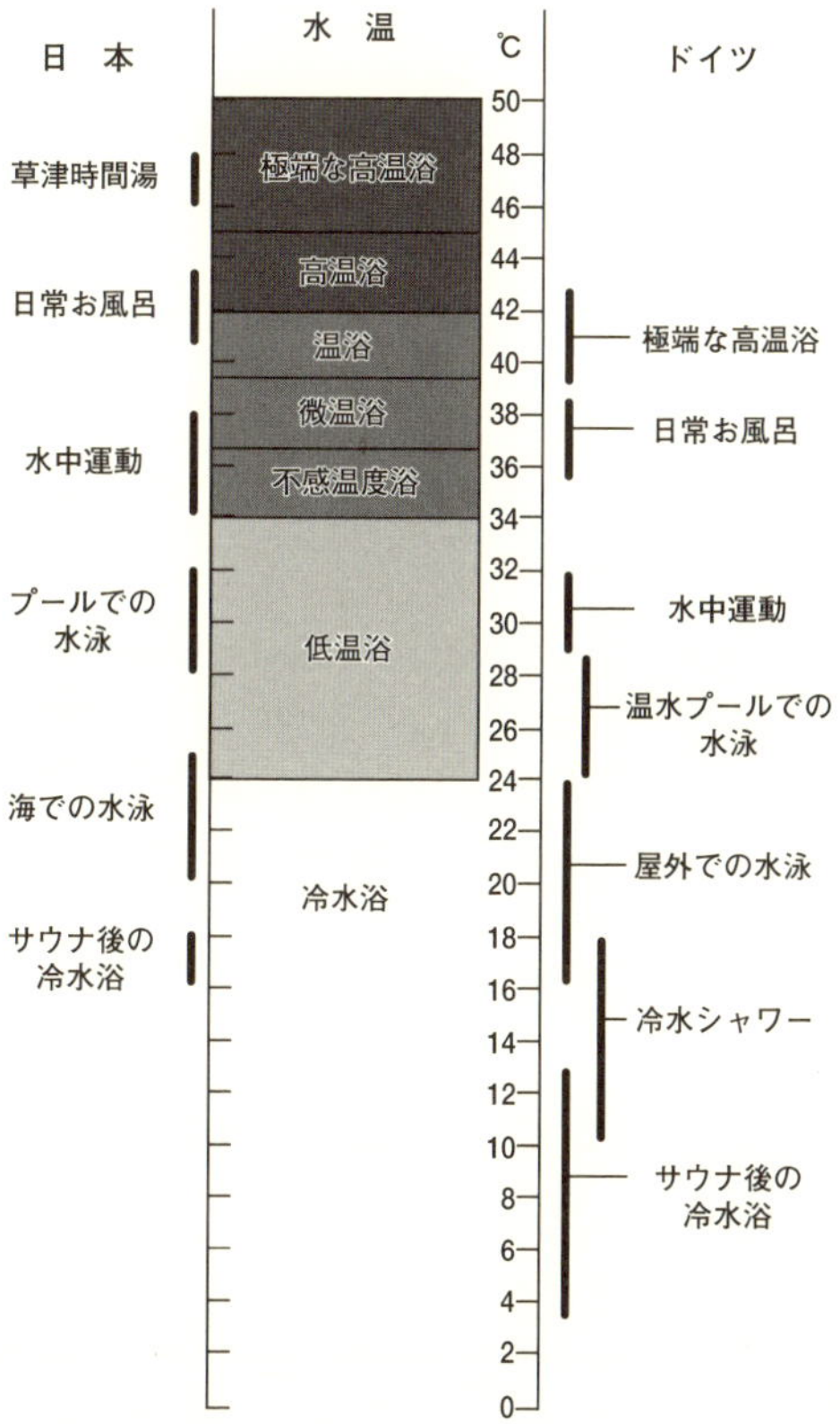
日本
水温
℃
ドイツ
50
48
46
44
42
40
38
36
34
32
30
28
26
24
22
20
18
16
14
12
10
8
6
4
2
0
極端な高温浴
高温浴
温浴
微温浴
不感温度浴
低温浴
冷水浴
草津時間湯
日常お風呂
水中運動
プールでの水泳
海での水泳
サウナ後の冷水浴
極端な高温浴
日常お風呂
水中運動
温水プールでの水泳
屋外での水泳
冷水シャワー
サウナ後の冷水浴

日々の健康のための加温

週に2回、高めのお風呂で加温し、その他の日はご自分の好きなようにリラックスして入浴してください。

最初は40～41℃で10分を目安にします。冬場は、気温が低く、お湯の温度が下がりやすいので、自分のまわりはお風呂のフタをして入浴するといいでしょう。

また最初は10分というと長いので、立ったり、洗い場に出たりしながら、お湯に合計10分ほど浸かってください。体温は37℃を超えると思います。

慣れてきたら、湯温を42℃まで上げてください。体温は38℃を超えると思います。人によっては、43℃にしないと38℃以上にならない方もいますので、舌下温を目安にした方が良いと思われます。

お風呂から出たら、せっかく温めた体温を保持することが大切です。体を冷やしたりしないよう、タオルなどを巻いて温かくし、10～15分保温してください。冬場はすぐに体が冷えるので、保温をしっかりすること。夏場は入浴後、クーラーや扇風機にあたらずに、保温して、汗を出してください。その後なら、クーラーもビールもＯＫです。

日々の健康のための加温法（週2回）

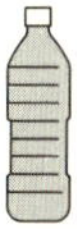

●水分補給目安500ml入浴前後に

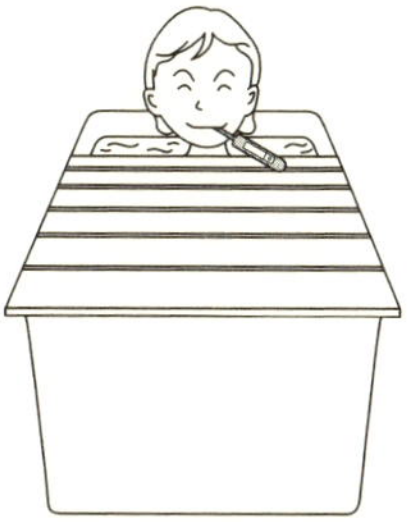

●冬場は冷えやすいので周囲にお風呂のフタを
●湯温42℃、10分間
●舌下温38℃をめざす

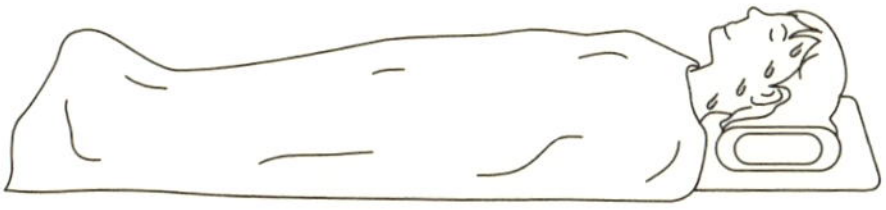

●保温10分間

温度・時間については個人差があり異なる場合があります。
自分に合ったやり方を見つけて下さい。

低体温の方の体温上昇

低体温で、体が思うように動かない、なんとなくだるく、気力が出ないという方は、週に1〜2回ではなく、2週間ほど毎日続けてお風呂で加温してみましょう。最初は40〜41℃で、慣れたら、42℃で10分を目標に加温してください。お風呂から上がったらすぐにタオルなどを巻いて暖かくし、10〜15分間、必ず保温してください。

毎日体温を測定すると、少しずつ体温が上がっていくのがわかります。2週間くらいで約0・5℃、うまくいけば1℃上昇します。あとでご紹介する長湯温泉での事例を参考に、基礎体温の上昇をめざしてください。

日本人の子どもの体温が、現在では、以前に比べて1℃低下しているといわれています。最近は、子どもたちの間でも、体温が35℃台の低体温児が増えています。その原因は、生活様式や遊びの変化、運動量の減少などが考えられます。毎日、シャワーではなく、しっかりお風呂につかって、運動もしてほしいものです。

筋肉痛予防とスポーツのために

ゴルフで日ごろよりはちょっと良いスコアを出したい人、あるいはテニスの練習試合でライバルに勝ちたい人、子どもの運動会の日、親子競技で〝お父さんすごいね〟

と子どもにいわれ、かつ翌々日は筋肉痛で仕事に支障をきたしたくないお父さんのための加温方法です。

目的の日の2日前に、最初は湯温40〜41℃、そして42℃で合計10分を目安に加温します。お風呂から上がったら、保温と水分補給をしてください。

人によっては、この程度でも効果的な人もいます。しかし本試合はやはり、お風呂のみではＨＳＰの増加量が不充分ですから、あとで紹介する「遠赤外線加温装置」の力を借りたほうが良いでしょう。

月曜日になると気が重くなる学生と会社員の方に

不登校の子どもたちが、一番学校へ行きたがらない曜日は月曜日で、もう１つは水曜日といわれています。不登校とまでいかなくても、月曜日になると学校に行きたくなくなり、あるいは月曜日から試験だったりすると、何となく月曜日がおっくうになります。また会社員の方であれば、休日の疲れが残って月曜日は何となく元気が出なかったり、前の週にやり残した仕事が残っていたりすると、気が重くなります。

そんなとき、体だけでもすっきり軽やかであれば、週のスタート月曜日も元気に始められます。そのための加温方法をご紹介します。

土曜日の夜、お風呂の湯温を41℃～42℃にして、舌下温38℃をめざして、合計10分ほど入浴します。お風呂上がりはタオルなどを巻いて、10～15分、しっかり保温してください。加温後、少しだるいかもしれませんが、水分を摂って、そのまま寝ても次の日は日曜日ですから安心です。加温2日後に当たる月曜日、爽快（そうかい）に学校へ、職場へと出かけられます。土曜日は、絶好のお風呂での「加温デー」です。

疾患のある方

主治医の先生にご相談の上、週に1～2回、40～41℃のお風呂で「無理のない時間」で加温してください。

高齢者の方、疾患のある方

お湯の中に入ると、水圧の影響を受けます。水圧は、体全体を包む圧力です。入浴中は、お腹や、足など水圧で押されて数センチも細くなることもあります。このとき、体の血管やリンパ管も圧迫されるため、心臓に戻る血液量も増加し、心臓を膨張させます。大きくなった心臓は、肺を圧迫します。この水圧は、どこまで体がつかるかによって異なります。

疾患のある方、高齢者の加温法（週2回）

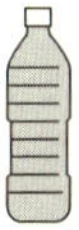

●水分補給目安500ml入浴前後に

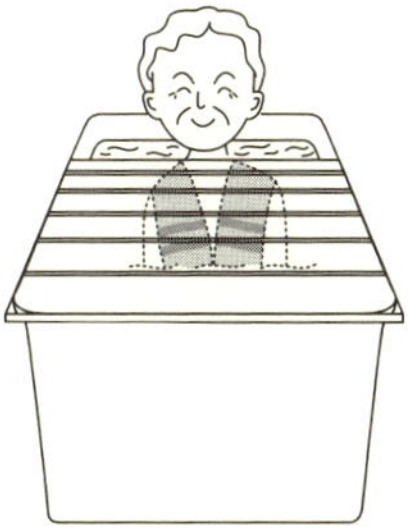

●冬場は冷えやすいので室内をあたたかく
●お湯が冷めないよう周囲にお風呂のフタを
●肩にタオルをかけて
●水位みぞおち
●湯温42℃、合計20～30分間

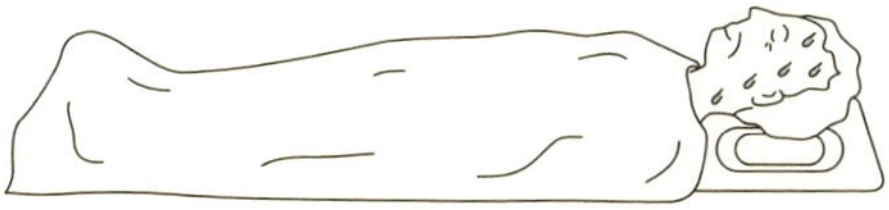

●保温15～20分間

温度・時間については個人差があり異なる場合があります。
自分に合ったやり方を見つけて下さい。

特に高齢者の方、虚弱な体質の方、疾患をおもちの方は、水圧の影響を少なくするため、みぞおちから下を加温する「半身浴」が良いかと思います。心臓よりも下がつかるだけですから、心臓に戻る血液量を減少させ、心臓の膨張と肺への圧迫を避けることができます。冬場は気温が低いので、浴室全体を温かくし、肩にタオルを掛け、42℃で合計20～30分を目安に、週に2回ほど加温してください。お風呂上がりはきちんと保温と水分補給をしてください。

風邪をひいたときの加温のしかた

後述する「筋肉痛」の加温実験の際、風邪をひいた2人の学生がいました。1人は、風邪をひいてフラフラするので、加温はできないといって棄権。もう1人は、風邪をひいたといいながらも加温実験に参加してくれました。

加温実験に参加した学生は、遠赤外線加温装置を使って、汗をしっかり出し（途中から寝ていました）、体温は38℃近くまで上がりました。加温時間は35分です。加温した学生は、1日後の筋肉痛の実験も元気に参加し、風邪はひどくなりませんでした。加温しなかった学生は風邪のままで対照的でした。

お風呂での加温も可能です。ただし、その際はかなりしっかり加温してください。

湯温42℃で10分間、舌下温38℃以上を目安につかります。汗が大量に出ますから水分補給を忘れないこと。

加温後がとても大切です。すぐに冷やさないよう、せっかく上げた体温を維持するのと休息を兼ねて、タオルをかけてそのまま温かくして20〜30分保温します。保温の間に大量の汗がでますから、しっかり水分を補給して、たっぷり汗をかいてください。保温していると、20分後でも体温は37℃前後ですからずいぶんと保温できます。そして、なるべくその日は、加温後早く寝てください。

風邪かなと思ったら、早めに加温してHSPを増加させておくと風邪はひどくなりません。人によって、加温温度や時間は異なりますので、自分で適切な条件を見つけてください。

手軽にいつでも加温できる手浴、足浴

最近では、温泉町で、観光客が気軽に足を温められる、足浴場を設けているところもあります。

手浴なら手首まで、足浴なら足首までつかる桶（おけ）に、42℃の温水を入れ10〜15分加温します。これを適宜数回続けると良いでしょう。外気温ですぐにお湯の温度が下がるので、熱い湯をつぎ足すことを忘れないように。また冷え症で、なかなか眠れない方は、寝る前に手浴、足浴をしてみるのもいいでしょう。

サウナ・温泉・加温装置で

ときどき、温泉や低温サウナを利用するのもいいと思います。1人でやっているといい加減になってしまいますし、時計を見つめながら加温すると時間が長く感じられますが、友だちと温泉やサウナに出かけ、おしゃべりをしながら楽しく入浴すると、案外長く加温できるものです。まわりの人が加温していると、自分も頑張れそうと競争意識がわいて、気分転換にもなります。

ミストサウナ

実際、低温サウナでHSPが増えるかどうか、霧や蒸気で全身を包む低温・高湿度のミストサウナを使って実験しました。

図41のようなマウス用のミストサウナをつくり、毎日各温度で15分間加温し、1～3週間連続加温して、血中（リンパ球）および足の筋肉のHSPを測定しました。

図41　**水破砕湿式イオンミストサウナによる加温**

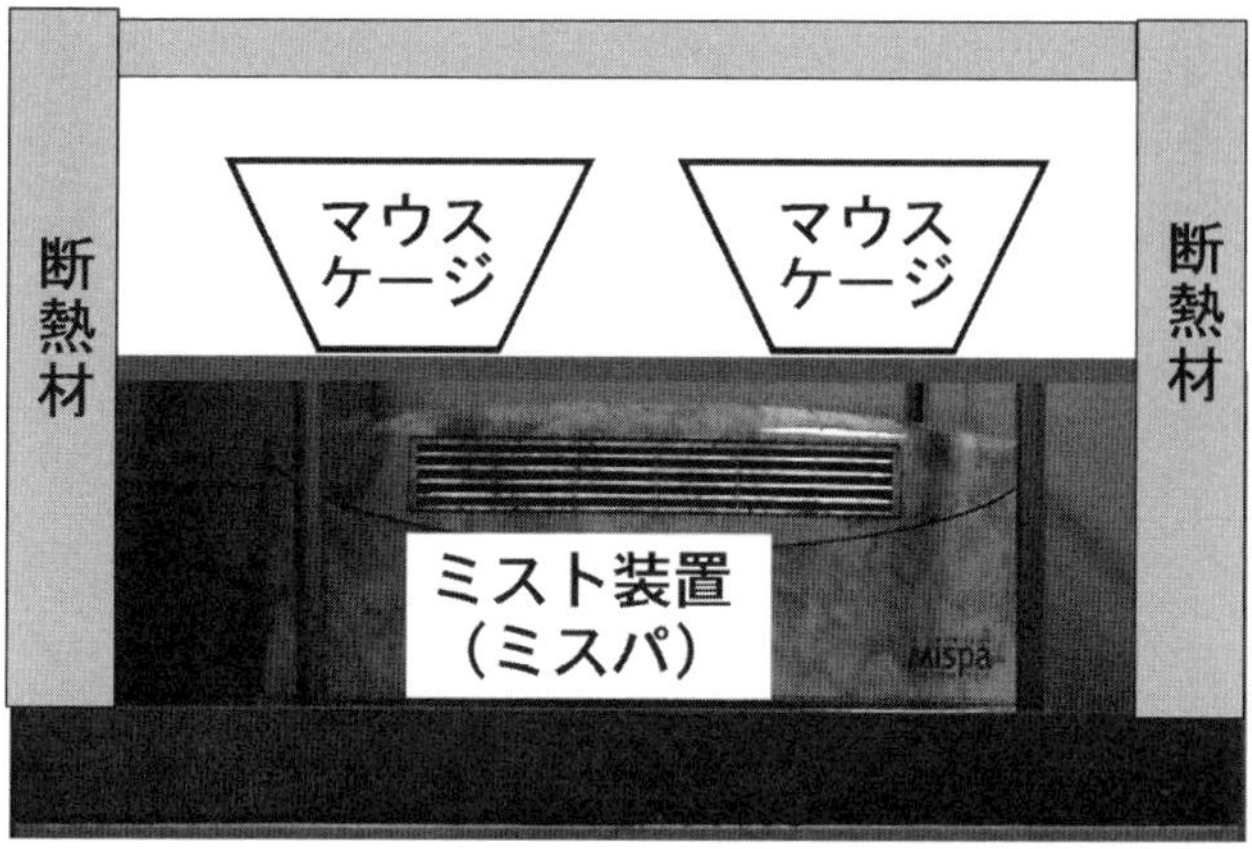
マウスケージ
マウスケージ
断熱材
断熱材
ミスト装置
（ミスパ）
Mispa

図42　**ミストサウナ1,2,3週連続加温によるHSPの発現**

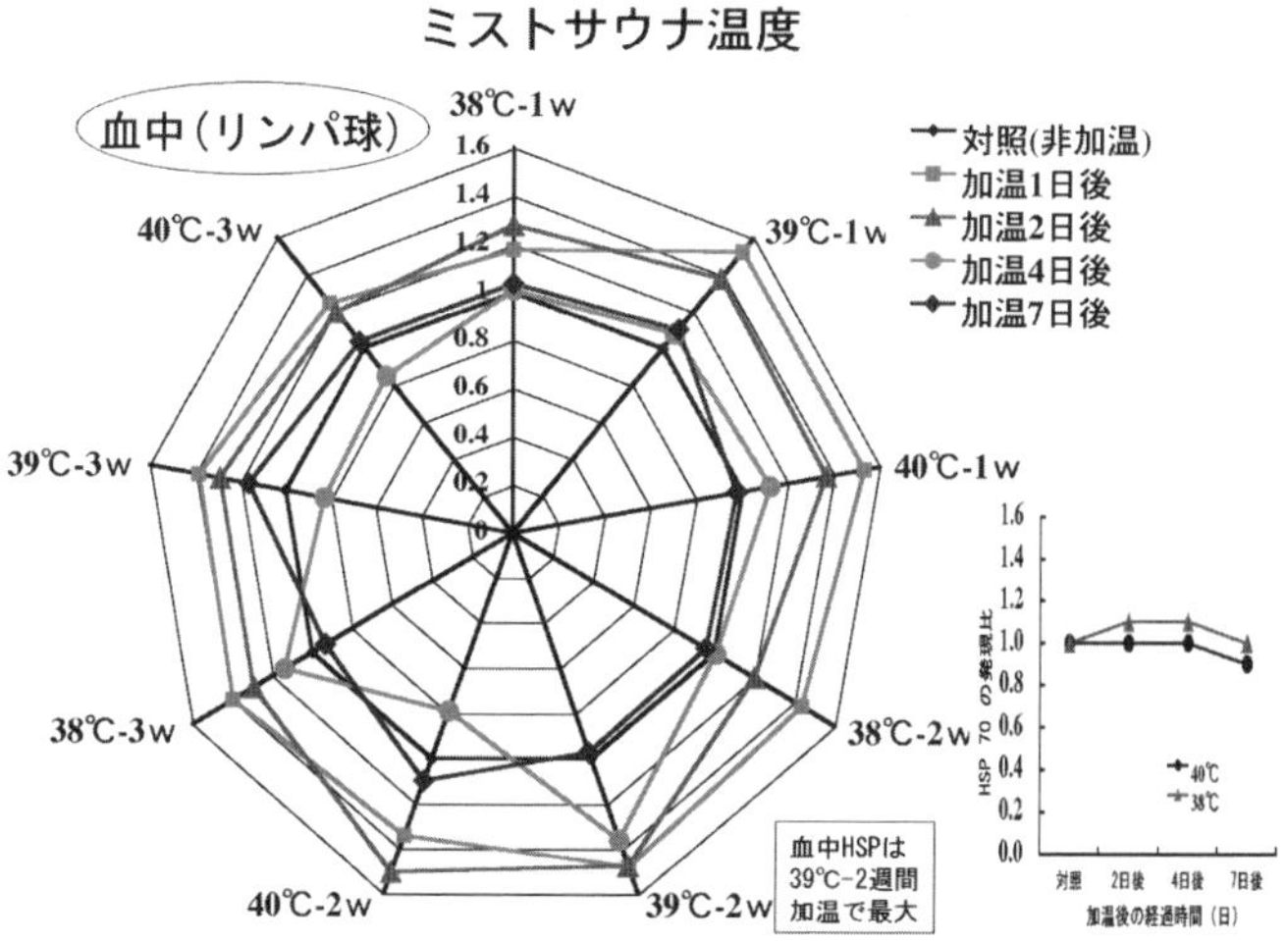
ミストサウナ温度
血中（リンパ球）
38℃-1w
39℃-1w
40℃-1w
38℃-2w
39℃-2w
40℃-2w
38℃-3w
39℃-3w
40℃-3w
1.6
1.4
1.2
1
0.8
0.6
0.4
0.2
0
対照(非加温)
加温1日後
加温2日後
加温4日後
加温7日後
血中HSPは
39℃-2週間
加温で最大
HSP 70 の発現比
1.6
1.4
1.2
1.0
0.8
0.6
0.4
0.2
0.0
40℃
38℃
対照　2日後　4日後　7日後
加温後の経過時間（日）

HSPは、1回加温ではいずれも増加が認められませんでした（図42）。血中（リンパ球）のHSPは、39℃（ミストサウナの温度）で2週間連続加温が最大量を発現しました。3週間連続すると、HSPの発現は少し低下傾向を示しました。

足の筋肉のHSPは、血中リンパ球より発現が遅く、39℃で3週間連続加温すると最大のHSPを発現していました（図43）。

この結果から、ミストサウナを利用してHSPを増加させるには、目的の日の2〜3週間前から加温を開始するのが良いと思われます。

あとで述べますが、トレーニングも2〜3週間続けることで最大量のHSPを発現します。トレーニングと低温サウナは同じような効果があり、2〜3週間継続・連続することがポイントです。

スポーツの苦手な方は、低温サウナでHSPを高めるといいでしょう。種類によって異なりますが、40〜42℃で休息しながら、計約30〜40分加温。その後、15〜20分の保温。ミストサウナの場合は、39〜41℃で10分〜15分加温、その後10〜15分保温します。どちらも水分補給を忘れずに。またスポーツと低温サウナの併用は大変効果的で、「温熱トレーニング」として6章で紹介します。

ちなみに、この実験に使ったミストサウナ（「ミスパ」（株）セラコーポレーショ

図43 ミストサウナ1,2,3週連続加温によるHSPの発現

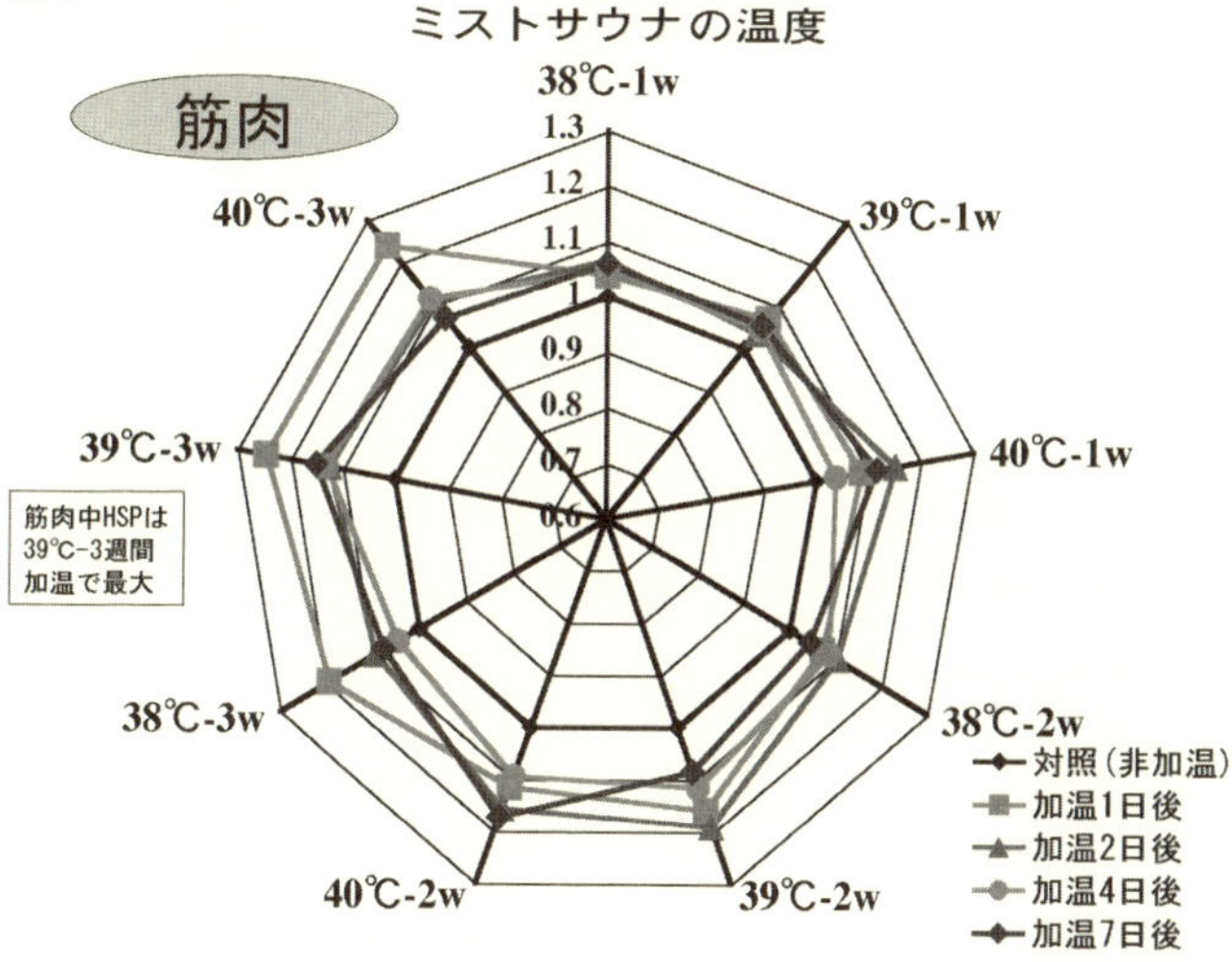
ミストサウナの温度
筋肉
38℃-1w
39℃-1w
40℃-1w
38℃-2w
39℃-2w
40℃-2w
38℃-3w
39℃-3w
40℃-3w
1.3
1.2
1.1
1
0.9
0.8
0.7
0.6
筋肉中HSPは
39℃-3週間
加温で最大
対照（非加温）
加温1日後
加温2日後
加温4日後
加温7日後

ン）は、家庭のお風呂に取り付けることができるので、毎日楽しむことができます。

温泉

・入泉は合計10分、温泉から出てから30分の保温がポイント

日本一の炭酸温泉といわれている大分県直入町の長湯温泉の医師、伊藤恭先生との共同研究で、糖尿病の患者さんと在宅ボランティアのみなさんのＨＳＰを測定しました。温泉での加温は合計10分、その後30分という充分な保温をおこない、この間に５００mlの水分補給をしました。

その結果、ＨＳＰは、患者さんの場合は１～２週間でピークに、在宅ボランティアの方は２日後をピークに増加（図44）。また実際に、糖尿病の患者さんの血糖値が下がりました。

図45は、長湯温泉糖尿病患者さんの血糖値とＨＳＰの変化です。Ａさんは、入泉２日後のＨＳＰのピークに一致して血糖値が低下しています。Ｂさんは、入泉１週間後のＨＳＰのピークに一致して血糖値も低下しています。この結果から、血糖値の低下には、ある程度ＨＳＰの増加が関与していると考えられます。

図44　**長湯温泉入浴による HSP の変化**

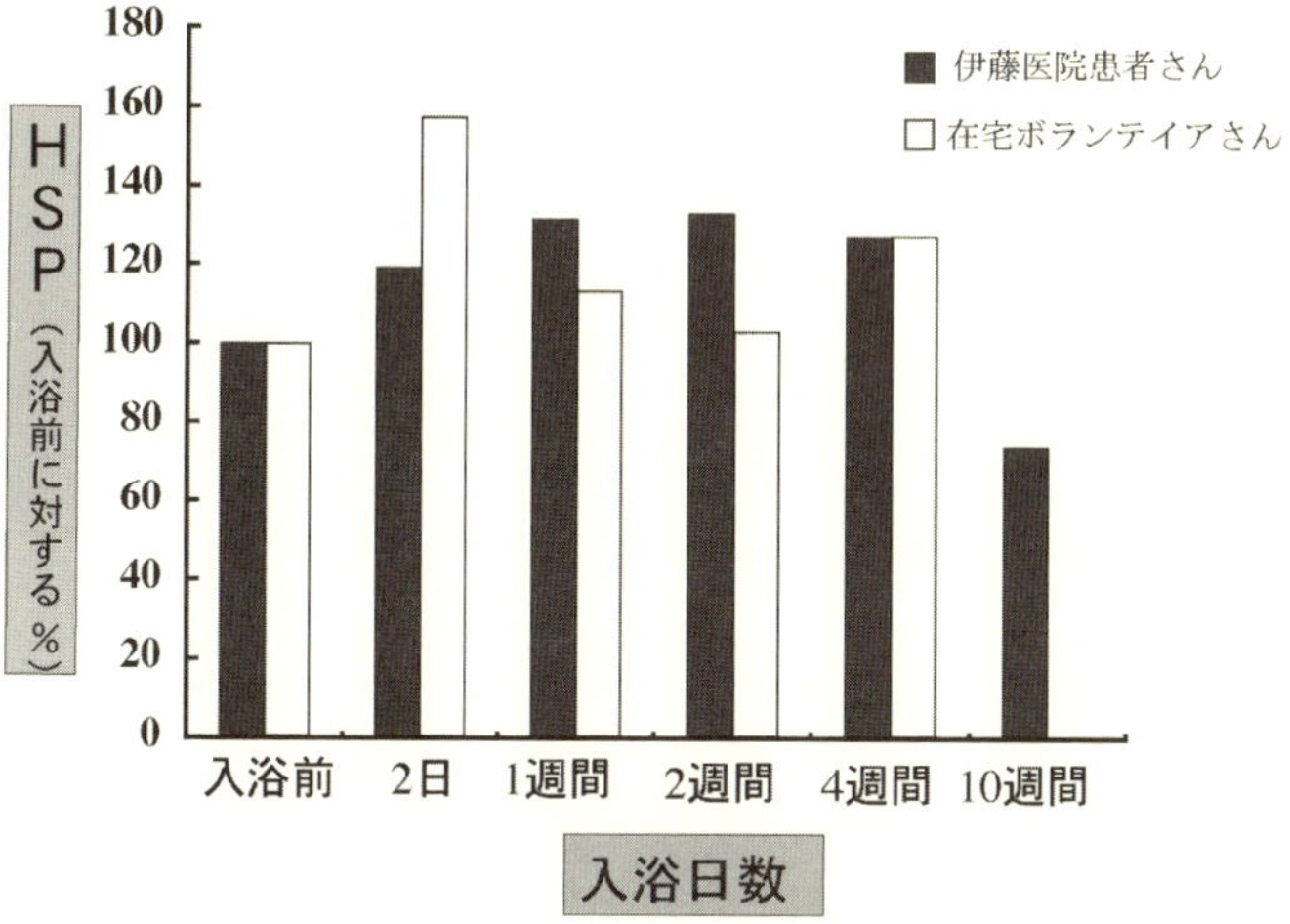
180
160
140
120
100
80
60
40
20
0
HSP（入浴前に対する％）
伊藤医院患者さん
在宅ボランテイアさん
入浴前
2日
1週間
2週間
4週間
10週間
入浴日数

図45　**長湯温泉糖尿病患者さんの血糖値とHSP**

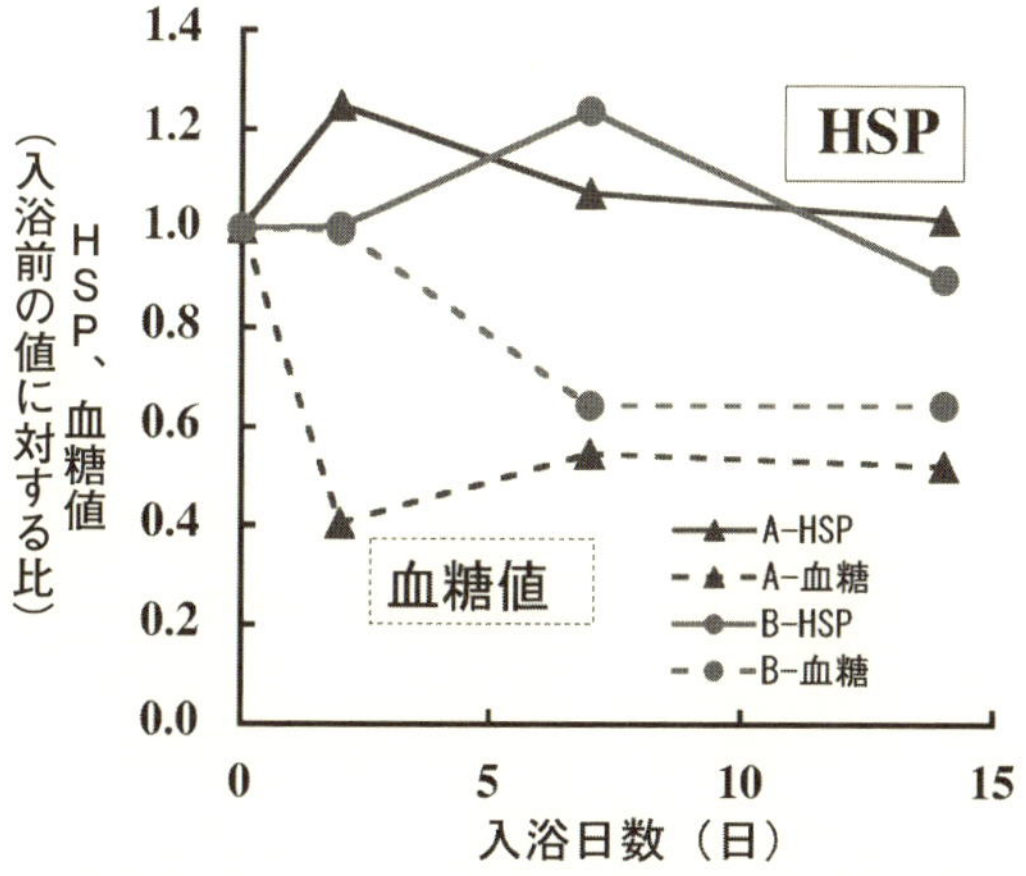
1.4
1.2
1.0
0.8
0.6
0.4
0.2
0.0
HSP、血糖値（入浴前の値に対する比）
HSP
血糖値
A-HSP
-A-血糖
B-HSP
-B-血糖
0
5
10
15
入浴日数（日）

図46　温泉入浴による基礎体温の変化

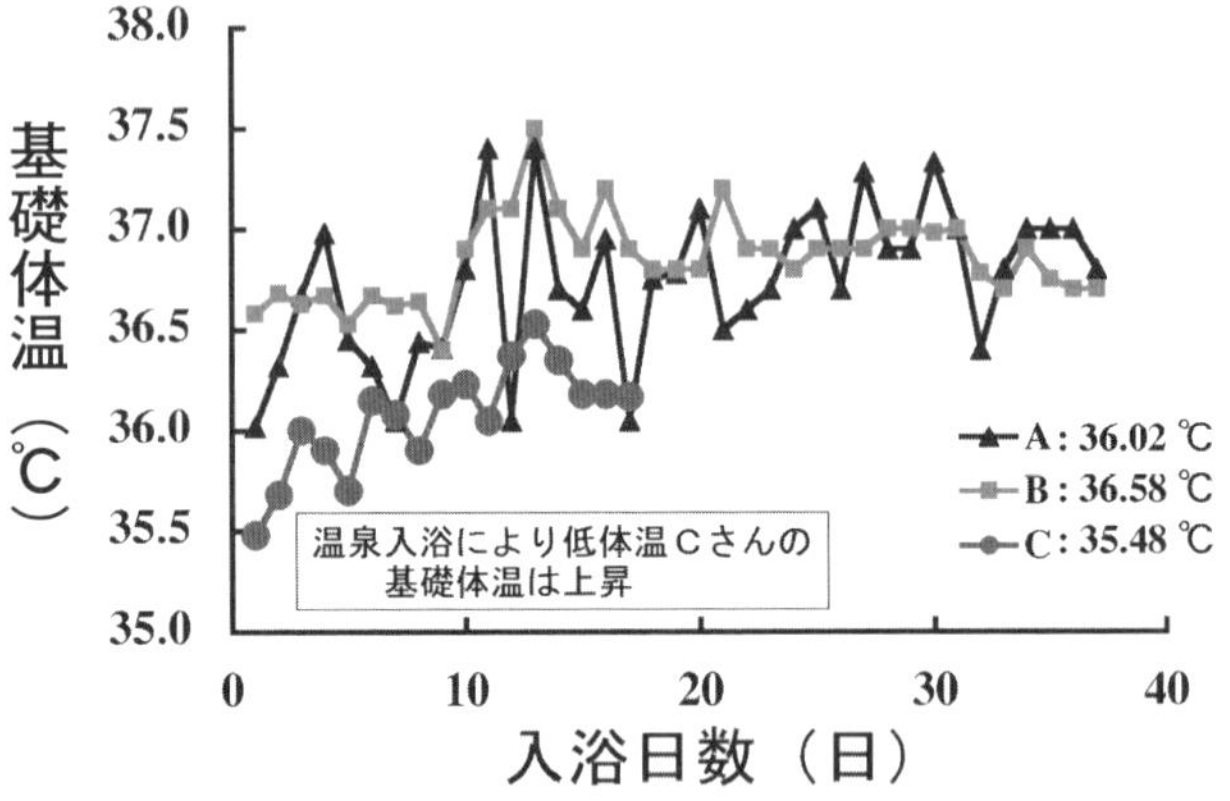
基礎体温（℃）
38.0
37.5
37.0
36.5
36.0
35.5
35.0
0
10
20
30
40
入浴日数（日）
A : 36.02 ℃
B : 36.58 ℃
C : 35.48 ℃
温泉入浴により低体温Cさんの
基礎体温は上昇

・基礎体温変化は37℃に限りなく収束

基礎体温の変化をみてみましょう（図46）。Cさんは、最初35・45℃と明らかな低体温でしたが、1週間で約36℃（0・5℃上昇）、2週間で36・5℃（1℃上昇）と順調に基礎体温が上昇しています。最初36・02℃であったAさん、36・58℃であったBさんも、Cさんと同じく2週間後に基礎体温がピークとなっています。

いずれの体温上昇も、直線的に上昇するのではなく、上がったり下がったりデコボコしながら限りなく37℃に収束するようなかたちで上昇していくことが分かります。

HSPからみた結論として、元気な方なら2泊3日の温泉旅行、病気治療の方は1～2週間の温泉療養が適切でしょう。日本

温泉での加温法

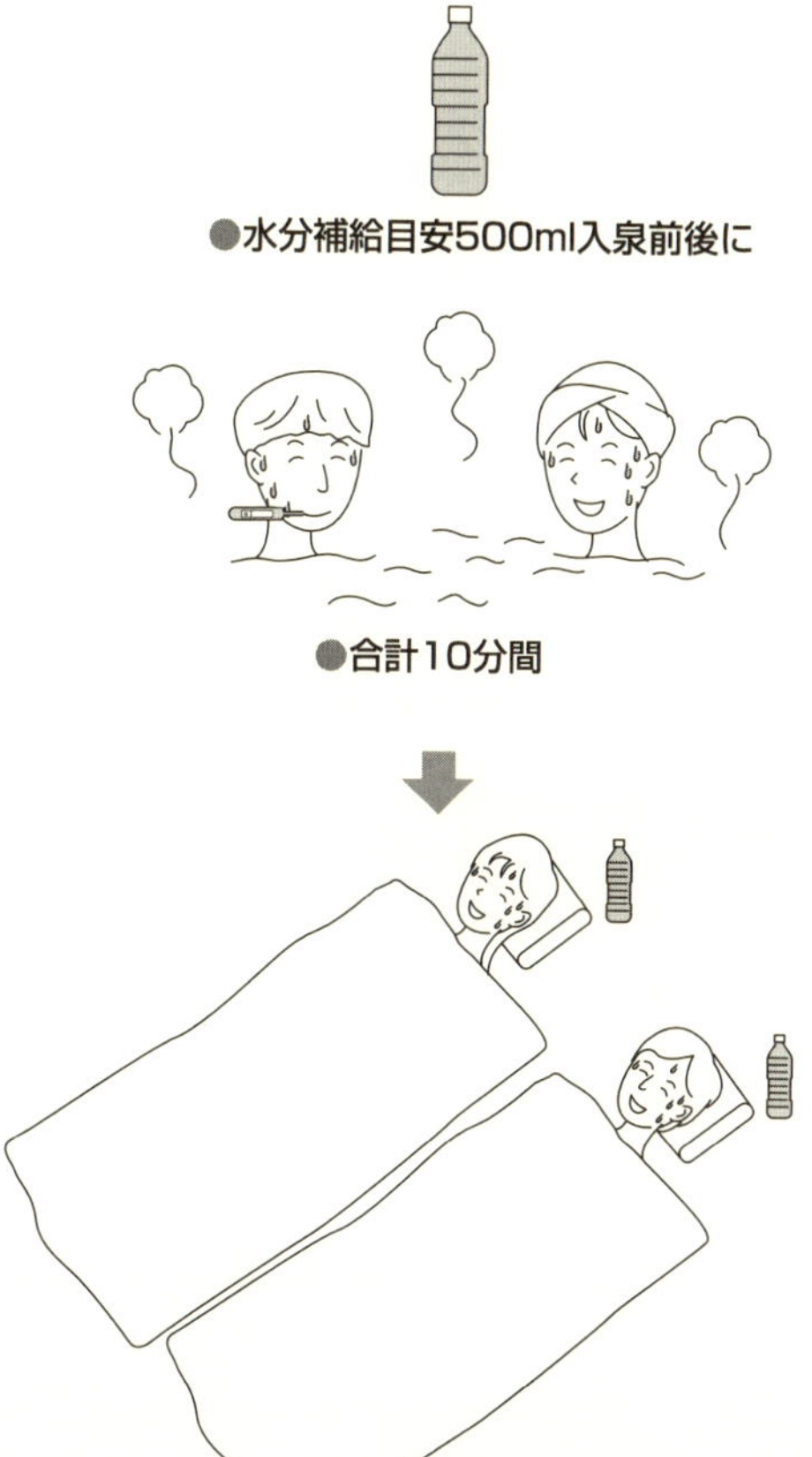
●水分補給目安500ml入泉前後に
●合計10分間
●保温30分間

温度・時間については個人差があり異なる場合があります。
自分に合ったやり方を見つけて下さい。

には昔から湯治という温泉療法があります。10日を目安にしていたようですが、これは私たちの研究結果の1～2週間と一致しています。昔の人はＨＳＰが増加するのを経験的に感じていたのではないかと思われます。

・効果が薄らいだかなと思ったら1週間中止

温泉に長期に入れば入るほどＨＳＰが増えるというものではなく、同じ程度か、少し下がることもあります。前述の週2回の加温であれば、3～4カ月で低下する可能性があります。毎日連続の場合は、4～5週間で低下する可能性があります。自分で効果が薄らいだかなと思ったら、加温を1週間中止し、低い温度にしてくださ い。そうすると細胞は加温したことをすっかり忘れます。その後、再度加温を開始してください。

加温装置

体温を2℃上げて、最高にＨＳＰを増加させるためには、加温装置を利用します。さまざまな加温装置があるので一概にはいえませんが、一般に温度や時間の設定ができるタイプであれば、正確に加温することができます。

赤外線加温装置を使って

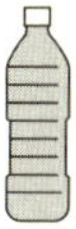

●水分補給目安500ml加温前後に

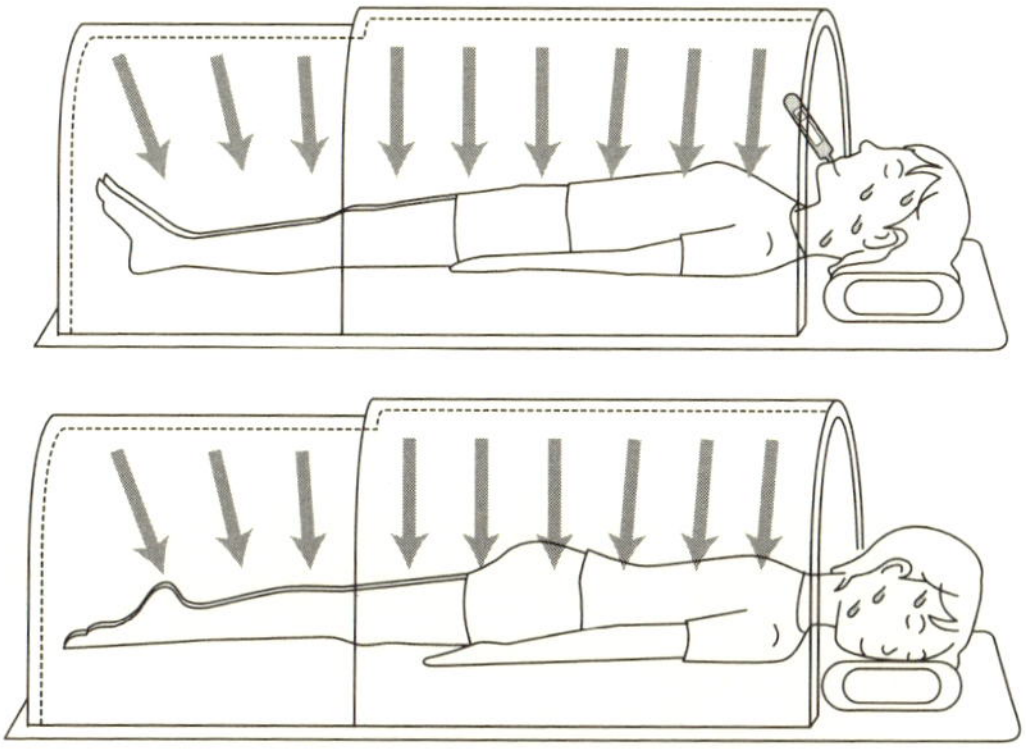

●上向き・下向き合計30分間
●舌下温37℃または38℃

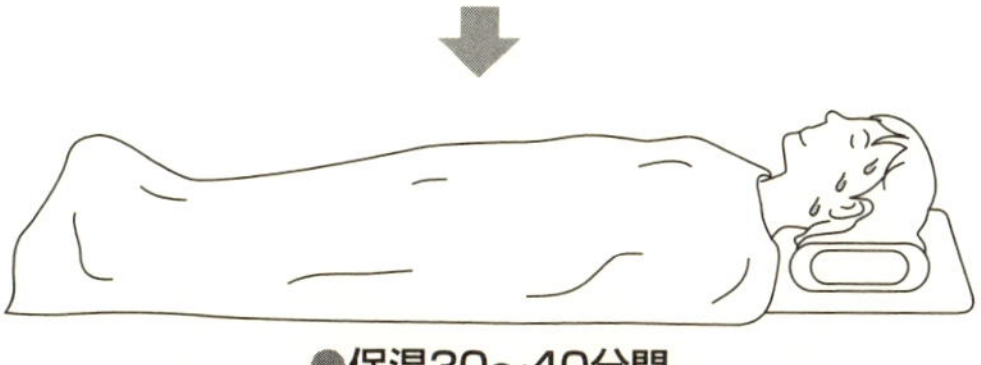

●保温30～40分間

温度・時間については個人差があり異なる場合があります。
自分に合ったやり方を見つけて下さい。

加温の温度や時間は、目的によって異なります。**手術前の加温のように目的の日にHSPを最高にするためには、その人のHSP発現パターンを測定してから実施します。**一般的には、舌下温37℃前後で30〜40分間、また必要に応じて38℃になるように30〜40分間、週に1〜2回加温します。

最初は、自分で気持ち良いと感じられる温度から始めればいいでしょう。最初はなかなか汗が出ませんが、4〜5回目から充分出るようになります。加温前に水分を取っておくと、汗が出やすくなります（冬場は汗が少ない）。加温後は、タオルをかけて20〜30分保温します。

ちなみに、私たちが使っているのは、遠赤外線加温装置（「スマーティ」フジカ㈱）です。ドーム型になっており、上下2つに分かれるので、ベッドの患者さんの上にドームを置けばよいので使い勝手もよく便利です。

ただ、ドーム型だと加温しにくい部位が出てきます。後述する皮膚ガン悪性黒色腫の患者さんの場合、太股（ふともも）内側からお尻にかけてのガンは、加温効率が悪くなります。このような場合は、カーボンクロスヒーター（「遠赤外線布ヒーター」㈱プランドゥセ・リブライフ）で、患者さんの加温目的部位にあわせて、布を巻くようにして患部を包み、目的の温度に加温します。これは、伝導性カーボンをポリエチレン樹脂でつなぎ導電性の糸を作成し、これを織布にしてできています。布状なので自由に折り曲げられ、加温する人の局面の部分に密着して使用することが可能です。

加温以外でＨＳＰを増やす安全な方法

ＨＳＰを誘導する胃腸薬ＧＧＡ

加温できない場合、あるいは加温の効果をさらに上げたい場合など、ＨＳＰを安全に増加させる薬剤があると便利です。

ゲラニルゲラニル酸（ＧＧＡ：テプレノン／エーザイ㈱）はＨＳＰの増加を促進する薬剤です。これは、日本で開発された、非常に副作用の少ない胃腸薬で15年以上にわたって広く世界にも使用されています。１９９６年には六反一仁先生等によって、ＨＳＰの誘導メカニズムも明らかにされ、その後の多くの研究で、胃潰瘍をはじめさまざまなストレス防御に有効であることが、動物実験で分かっています。加温できない場合や、加温と併用しての利用で、私たちも研究しています。

ＧＧＡは胃粘膜細胞に直接作用して、熱ストレスが遺伝子に作用する過程を活性化してＨＳＰを誘導します。その誘導作用はそんなに強くありませんが、ＧＧＡを前もって服用しておくと、ストレスを受けたときの胃粘膜でのＨＳＰの誘導が増強され、胃の傷害を防いでくれます。動物実験では大量投与しないと効果が見られないため、ヒトへの適応は効果が懸念されていましたが、私たちの実験で、ヒトにも、通常の１日投与量にあたる１５０㎎を１回で服用すると、ＨＳＰが有意に発現することが分かりました（図47）。よって、加温ができないとき、加温との併用、手術の前、また発表会や面接などの前などに服用すると効果的です。

少し難しくなりますが、ＧＧＡがどのようにＨＳＰを増加させるか述べましょう。図７（29ページ）でも述べたように、細胞内のＨＳＦ－１が活性化されると、核の中に移行し、遺伝子・ＤＮＡの特定の部位に結合して、ＤＮＡのＨＳＰのつくり方を書いた部分のコピーが始まります。ＧＧＡは、このＨＳＦ－１の活性化を介してＨＳＰを増加させせます。

アスピリンによるＨＳＰの増加

あまり知られていませんが、アスピリンもＨＳＰを誘導します。ＧＧＡもアスピリンも、ストレス刺激が細胞に伝わり、それが遺伝子に伝わる段階のところを早めてＨＳＰを増加させます。ですからアスピリンの場合は、発熱の程度が少なくても、体温

図47 ヒトにおけるGGA繰り返し投与によるHSPの発現

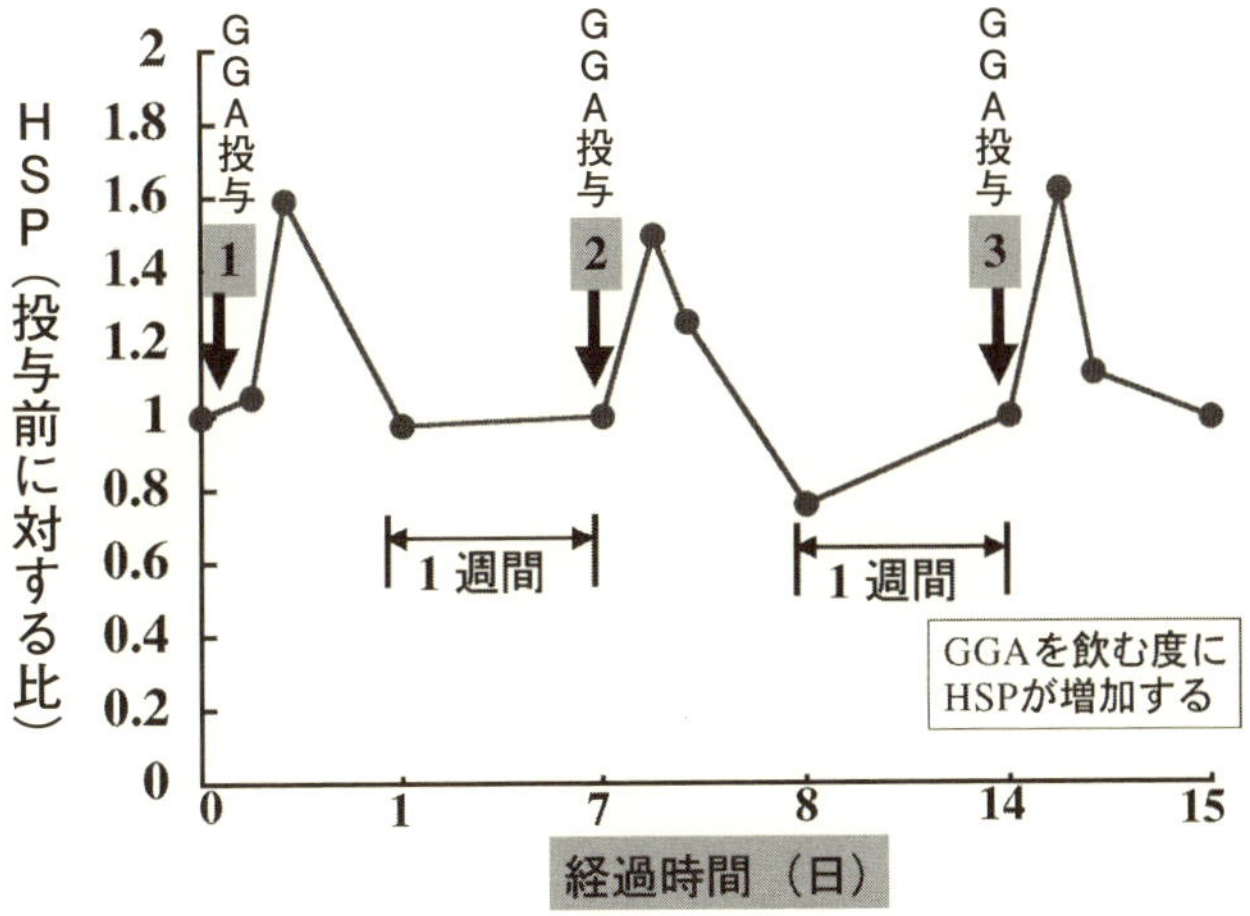
GGA投与 1
GGA投与 2
GGA投与 3
HSP（投与前に対する比）
2
1.8
1.6
1.4
1.2
1
0.8
0.6
0.4
0.2
0
1週間
1週間
GGAを飲む度に
HSPが増加する
0
1
7
8
14
15
経過時間（日）

が低くてもＨＳＰが出るようになります。

アスピリンには、実にいろんな効能があって、特にアメリカでは、万能薬のように使われているのはＨＳＰを増加させることが１つの要因だと私は考えています。

生薬によるＨＳＰの増加

ＨＳＰを誘導させる食べ物の研究は、これから研究したいテーマの１つです。現在、作用や成分が明らかにされているのは、生薬です。特に、体を温める系統の生薬が多く、紅花、黄芩（おうごん）、山茱萸（さんしゅゆ）、ウコンの成分のクルクミン、唐辛子に含まれるカプサイシンなども知られています。特に、紅花、黄芩に強いＨＳＰ誘導能があるといわれています。

紅花が配合された処方に「治頭瘡一方（じずそういっぽう）」や「通導散（つうどうさん）」があります。黄芩の配合された処方には、「柴胡剤（さいこ）」と「黄連解毒湯（おうれんげどくとう）」などがあります。しかし、食べるといつごろ、どれくらい増加するという研究はまだなされていません。培養細胞のＨＳＰが上がったというレベルにとどまっています。

6章

加温して運動能力向上
――温熱トレーニング

予備加温後、より速く、より長く走れる！

予備加温で、運動能力が向上するかどうか、クロスカントリーの選手の協力を得て実験しました。

実験は、加温群と非加温群の2グループに分け、トレッドミル（ランニングマシン）による運動能力を評価しました。評価方法は、「速度」と「走行時間」です。

加温群では、遠赤外線加温装置でまず全身予備加温し、2日後（HSPが最大となる日）に再びテストを実施しました。

図48は全選手のHSPの発現パターンです。加温群は2日後をピークにHSPが2・6倍増加しています。非加温群はほとんど変化していません。

テスト結果を比較してみると、加温した群では、全例において、加温前（＝テスト1）より加温後（＝テスト2）での運動能力がより向上しています。そのうち2人は、1段階プロトコールが上がっています。これに対し、加温しない群では、1人運動能力が低下しています。その他の3人は向上しているものの、わずかです（図49）。よって、**予備加温したほうが、明らかに運動能力が向上する**ことがわかります。

図48　クロスカントリー選手の全身加温によるHSPの発現

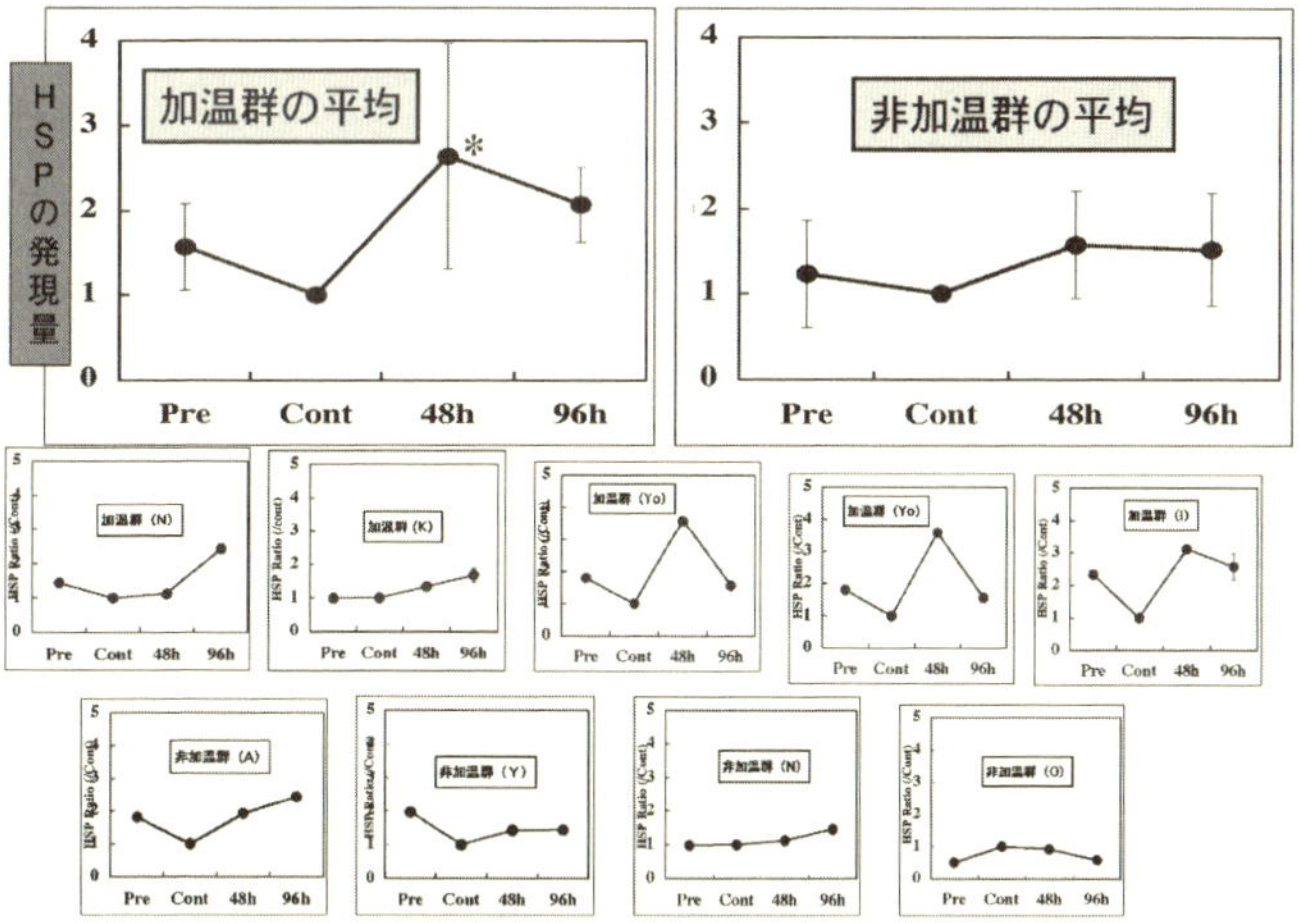
HSPの発現量
加温群の平均
*
Pre
Cont
48h
96h
非加温群の平均
加温群（N）
加温群（K）
加温群（Yo）
加温群（I）
非加温群（A）
非加温群（Y）
非加温群（N）
非加温群（O）

図49　加温による運動能力の向上（トレッドミル）

加温群

Subject	テスト	プロトコール	時間	UP：DOWN
A	1	330	1:31	UP
	2	330	2:03	32
B	1	330	3:00	UP
	2	350	1:15	pl 75
C	1	330	1:33	UP
	2	330	2:05	32
D	1	330	2:22	UP
	2	350	0:33	pl 33
E	1	330	1:06	UP
	2	330	1:34	28

非加温群

Subject	テスト	プロトコール	時間	UP：DOWN
F	1	330	1:19	DOWN
	2	330	0:55	-24
G	1	300	1:35	UP
	2	300	1:43	8
H	1	300	1:20	UP
	2	300	1:28	8
I	1	330	2:03	UP
	2	330	2:10	7

テスト-1：加温前にトレッドミル
テスト-2：加温2日後トレッドミル

※　UP＝運動能力が向上した者
※　DOWN＝運動能力が低下した者
※　pl＝運動能力が向上し、プロトコールが1段階上がった者

加温群では、明らかにトレッドミルでの運動能力が向上した。

加温により疲労物質である乳酸値が低下

では、なぜ予備加温すると運動能力が向上するのでしょう。

N選手の加温なしでテストをしたときの乳酸の増え方と、加温2日後に同じテストをしたときの乳酸の増え方を比較しました（図50）。加温なしのときは、乳酸は直線的に増えますが、加温2日後では、ギリギリまで乳酸値を抑え、もう走れないというところで一気に乳酸が増加しています。疲労物質の「乳酸」がたまると走れなくなります。乳酸の産生が遅い、すなわち疲労しにくいので、たくさん走れ、運動能力が向上するというわけです。もちろんこのような理想的なパターンばかりではありません。

図50下段は、3選手の予備加温の有無における平均乳酸値の比較です。**予備加温により、乳酸値の産生が遅れる**ことから、グラフも後方へシフトしています。

HSPの発現量は仕事量に比例

HSPの発現量を測定すると同時に、自転車エルゴメーターでの仕事量（心拍数

図50　加温（予備加温）は、運動時の乳酸の産生を遅らせる

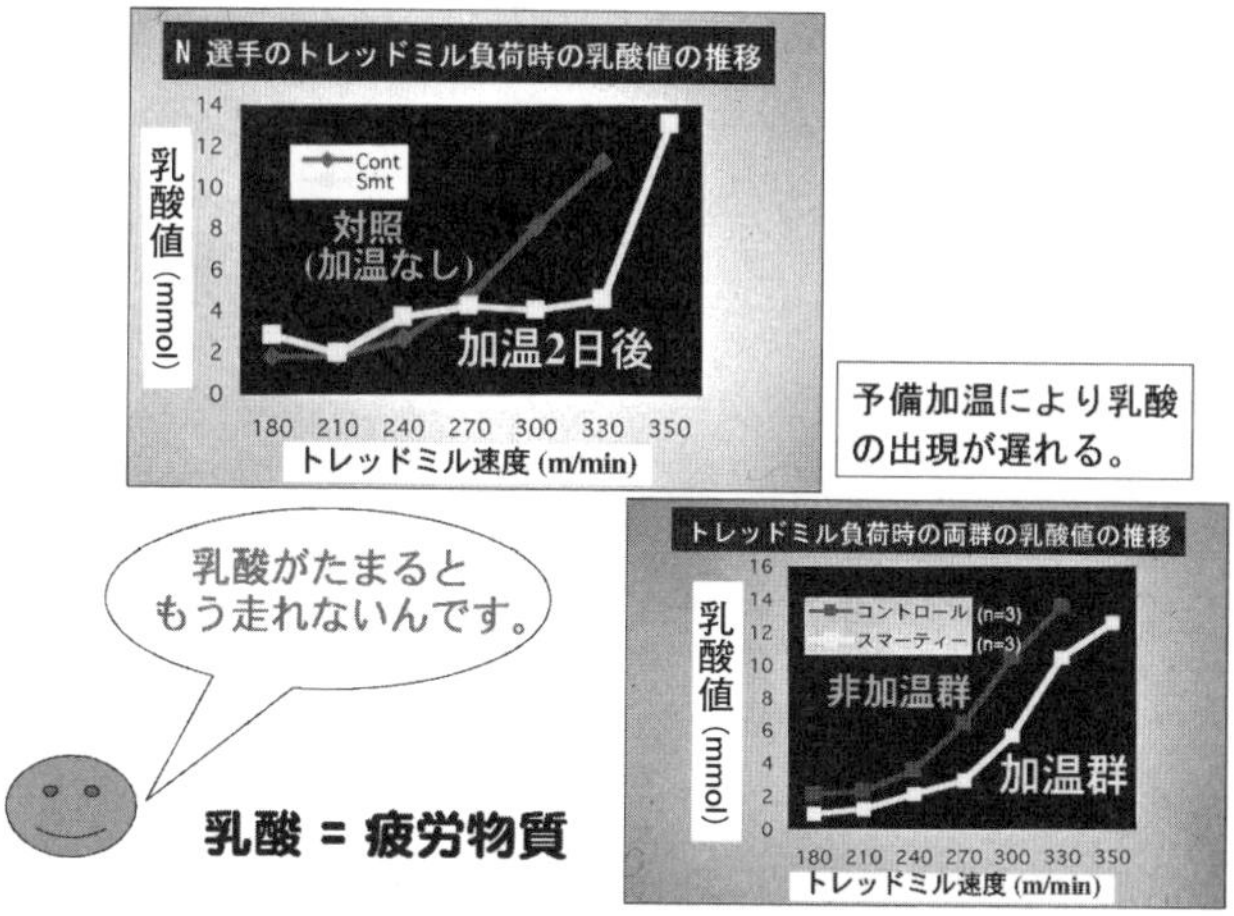
N 選手のトレッドミル負荷時の乳酸値の推移
乳酸値（mmol）
Cont
Smt
対照
(加温なし)
加温2日後
180 210 240 270 300 330 350
トレッドミル速度 (m/min)
予備加温により乳酸
の出現が遅れる。
乳酸がたまると
もう走れないんです。
乳酸 = 疲労物質
トレッドミル負荷時の両群の乳酸値の推移
乳酸値（mmol）
コントロール (n=3)
スマーティー (n=3)
非加温群
加温群
180 210 240 270 300 330 350
トレッドミル速度 (m/min)

図51　HSP の産生量と仕事量（PWC 170）の相関

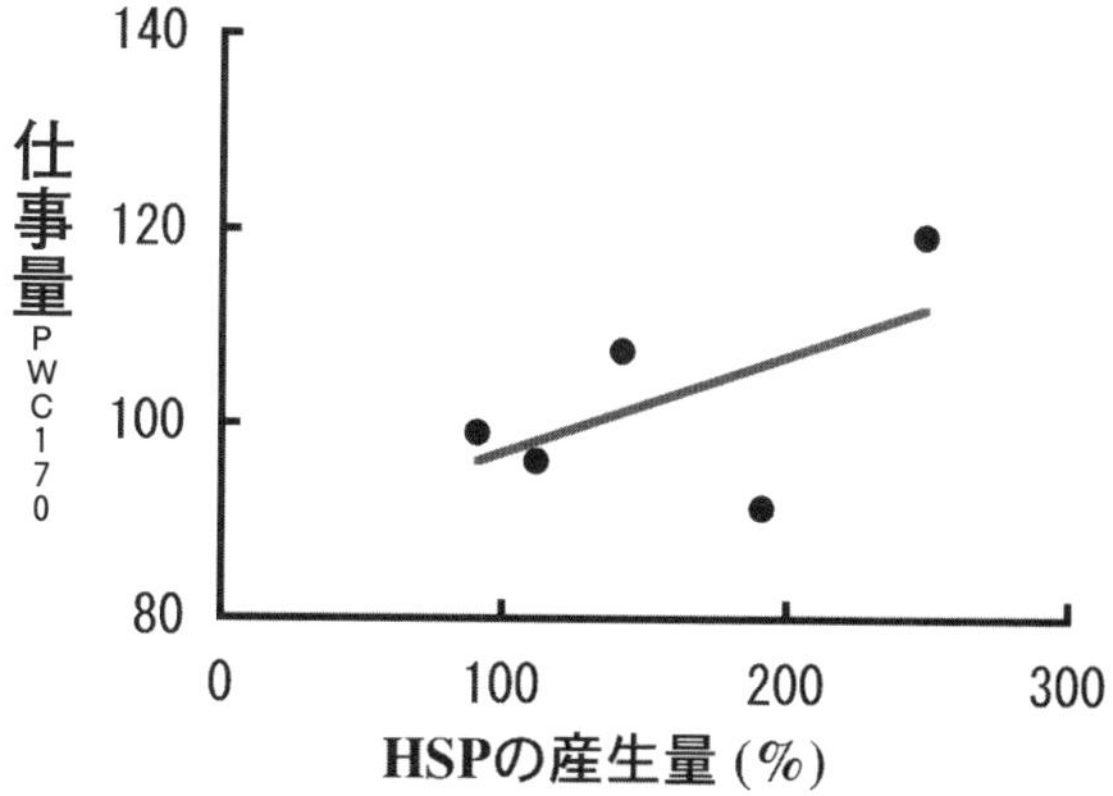
仕事量
PWC170
140
120
100
80
0
100
200
300
HSPの産生量（%）

HSPの産生量と仕事量は比例して増加する（HSPが多ければ仕事も多くできる）。

170のときWat：PWC）を測定しました。結果、**HSPが増加すれば仕事量も増える比例関係が認められました**（図51）。つまり、HSPの発現を高めれば、より運動能力は向上するというわけです。HSPが高ければ、テニスやゴルフの試合の向上も期待できます。滅多に試合に勝ったことのない学生（筋肉痛実験の学生）が、加温4日後のテニスの試合で他校の選手に勝ったそうです。このとき、この学生のHSPは最高（2・4倍）に増加していました。

クロスカントリー選手、冬季オリンピックで好成績――持久力型スポーツ

オリンピックという大舞台で、ついにHSPの効果を実証することができました。これは、日本スキー連盟クロスカントリーのスポーツドクターを務める富山医科薬科大学・田澤賢次教授との共同研究で、2002年のソルトレイクシティー、ノルディックの選手に対して、試合の2～3日前に、遠赤外線装置を用いて、約40分間、体温を2・5℃くらい上昇させる全身加温をおこないました。

そのなかで今井博幸選手は、加温3日後に、ノルディックスキーの50㎞に出場し、**日本クロスカントリー始まって以来の6位入賞と輝かしい成績をおさめました**（図

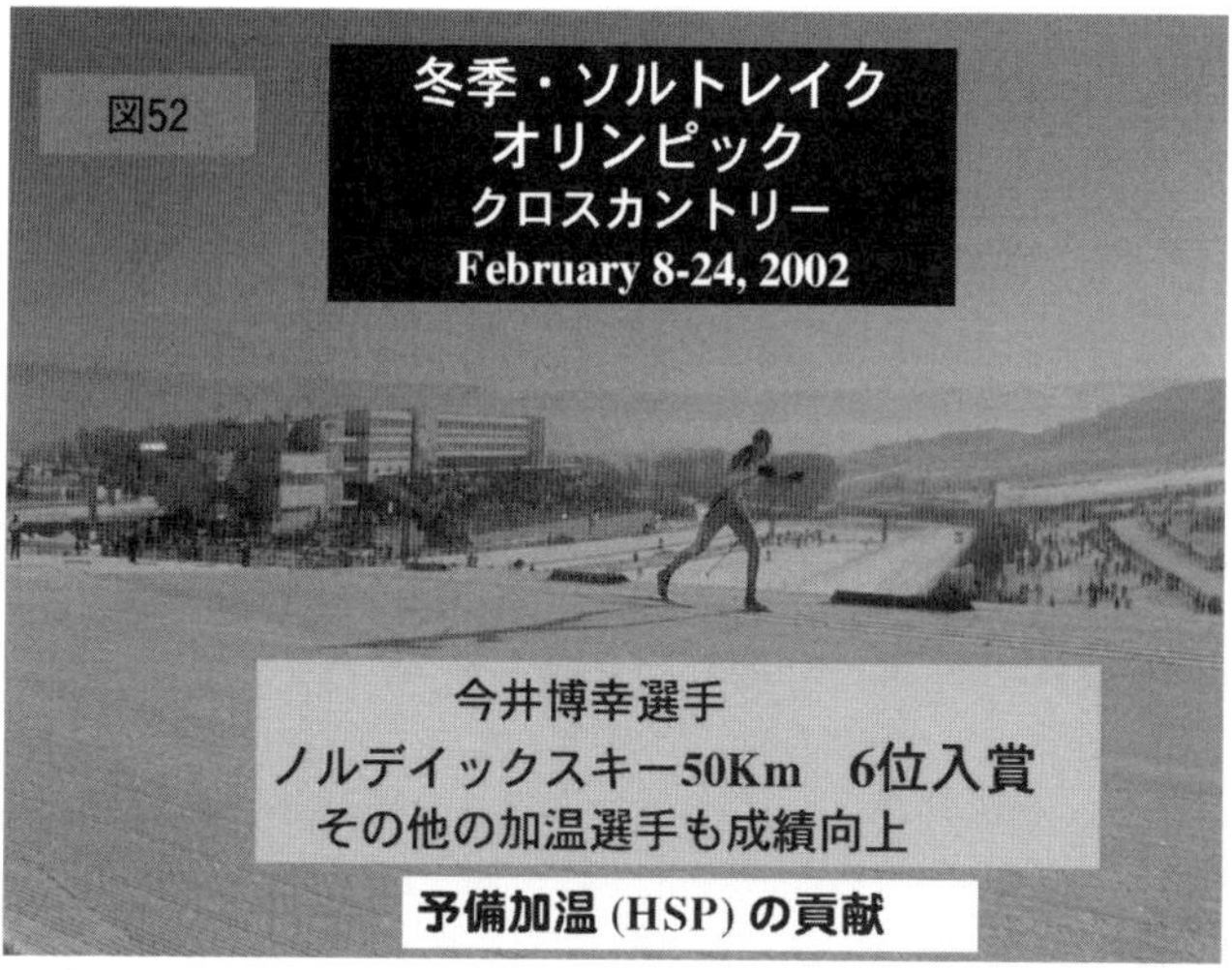
図52
冬季・ソルトレイク
オリンピック
クロスカントリー
February 8-24, 2002
今井博幸選手
ノルデイックスキー50Km　6位入賞
その他の加温選手も成績向上
予備加温 (HSP) の貢献

図53 予備加温によるオリンピック・クロスカントリー競技能力の向上 - 成績順位からみた -

	ワールドカップ(オリンピック前)	オリンピック(ソルトレイク)	オリンピック/ワールドカップ	オリンピック後
男子	平均順位±SD	平均順位±SD	向上性	平均順位±SD
1	39±21	28±13	↑ 加温	37±22
2	48±18	31±9*	↑ 加温 ◎	
3	40±8	41±8	↓	
4	53±24	47±7	↑ 加温	59±12
5		40±2		74
女子	平均順位±SD	平均順位±SD	向上性	
1	42±13	29±10#	↑ 加温 ◎	
2	36±12	33±6	↑ 加温	
3	48±15	45±9	↑	
4	34±16	38±20	↓ 加温 (Short)	

＊: P=0.05
#: p=0.079
◎: 特に加温に積極的

加温しなかったワールドカップに比べ、加温したオリンピックは有意に成績が向上した。

52）。また他の選手も、その前に実施されたワールドカップを上回る成績で、全選手の順位が向上しました（図53）。

私たちにとって、クロスカントリーはＨＳＰの効果を発揮できる最高の競技でした。クロスカントリーは予選がなく、決勝にすぐのぞみますので、目的の日に、ＨＳＰが最高値になるように加温し、最高値になったところで走ってもらうことができます。また実験動物による疲労実験から、ＨＳＰは後半のエネルギーを持続させることがわかっていましたので、長距離でかつ後半に頑張りのきく競技を希望していたからです。

加温後は少し体がだるく感じる人が多いようです。最も良いコンディションの日は、人によって加温2日後、3日後、4日後と異なります。アスリートは自分の体に敏感で、今井選手は、加温3日後に調子がいいと話していました。

レスリングでの運動能力向上——瞬発力型スポーツ

レスリングは、持久力型のクロスカントリーとは逆の種目です。試合は3分（前半）、30秒（休み）、3分（後半）。短時間で勝負が決まる瞬発型（持久力も必要）の種目に、ＨＳＰの効果を期待できるか非常に心配でしたが、国士舘大学レスリング部部長・滝山将剛教授のご協力を得て、レスリングでの加温効果を検討しました。体力テストの項目・指導は、富山県国際健康プラザの小川耕平さんの協力を得ました。結果は、想像をはるかに超えるものになりました。

私の**「温熱トレーニング」は、目的の日の2～3週間前から始めます。**これ以上長く続けるとHSPの低下が予想されるからです。

毎日、トレーニング後に、39～40℃のミストサウナに15分間入ります。日々の練習とミストサウナの2週間で、HSPが少し高まります。試合の2日前、最後の仕上げに遠赤外線装置でHSPを最高に上げ試合にのぞみます。これを私たちは「温熱トレーニング」と呼んでいます。

さて、実験では温熱トレーニング開始前（＝テスト1）と遠赤外線装置で加温した2日後の運動能力（＝テスト2）を測定し、レスリングに必要な運動能力を比較しました。テストの項目は、次の3つです。

●腕立て伏せ（回数）……1回／2秒で、腕の屈伸の幅は、伸ばした状態は手首に直角、曲げたときはあごの位置が床から3㎝

●3分間ペダリングテスト（心拍数と乳酸値）……150ワット、60回転／分を3分間ペダリング

図54　**運動能力テスト：腕立て伏せ**

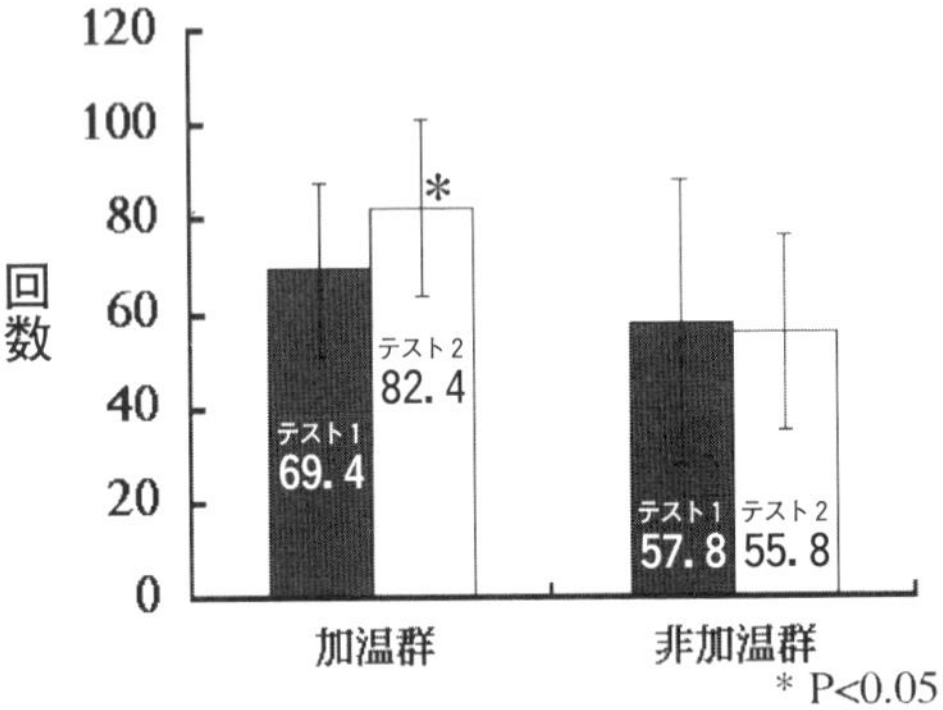
120
100
80
60
40
20
0
回数
テスト1
69.4
テスト2
82.4
*
テスト1
57.8
テスト2
55.8
加温群
非加温群
* P<0.05

加温群は有意に腕立て伏せの回数が増加した。

●無酸素パワーテスト（仕事量と乳酸値）
……自転車エルゴメーターによる無酸素パワー測定。被験者の年齢と体重に応じて自動設定

グループはランダムに、非加温群５人（通常のトレーニングのみ）、加温群５人（加温と通常のトレーニング）の２つに分けました。加温群は遠赤外線加温で40分の加温をおこない、体温は35・92℃から38・64℃になり、２・72℃上昇しました。

テスト後に両者を比較してみると、腕立て伏せ（図54）、無酸素パワーテストともに加温群の方がより増強しています。無酸素パワーテスト後の乳酸値は、非加温群は増加していますが、加温群は増加しませんでした。３分間ペダリングテスト後の心拍

図55　**運動能力テスト：3分間ペダリングテスト**

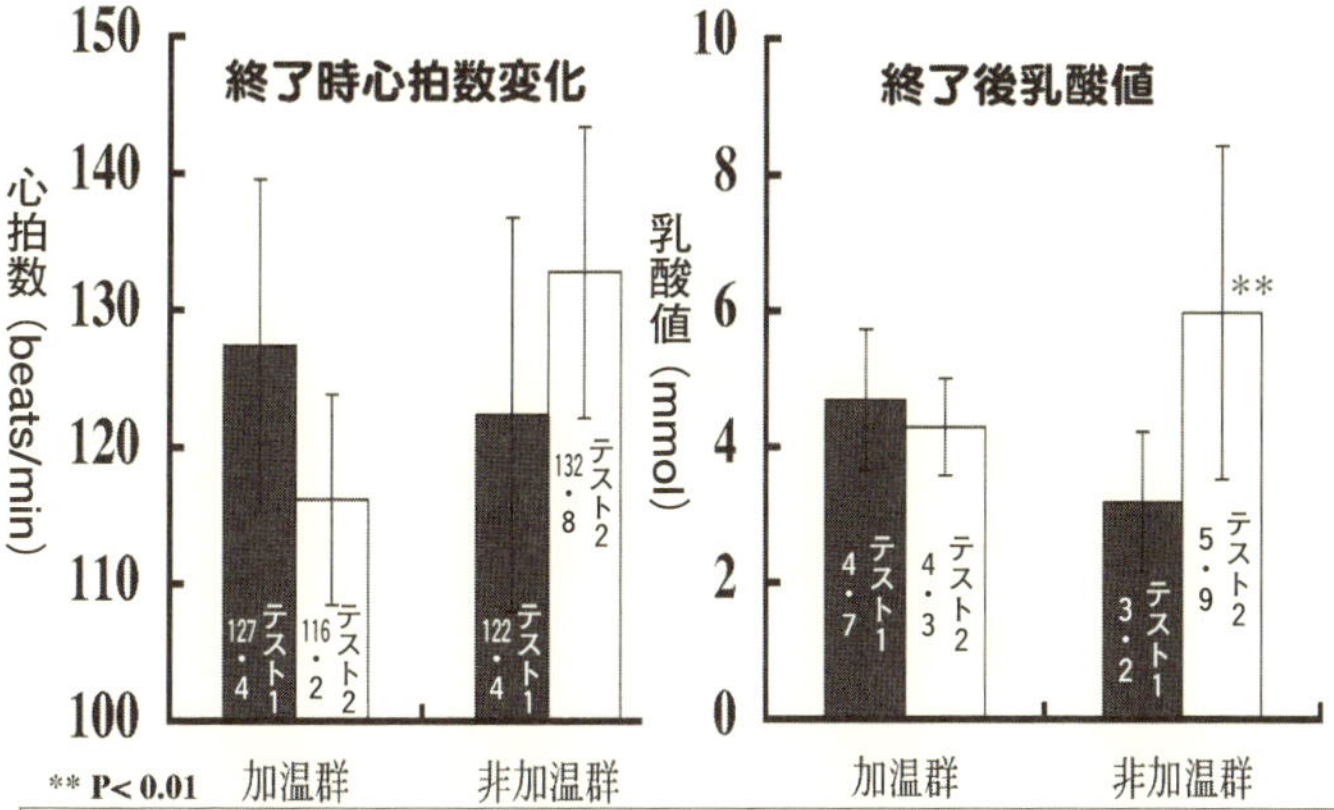
終了時心拍数変化
心拍数（beats/min）
150
140
130
120
110
100
127・4 テスト1
116・2 テスト2
122・4 テスト1
132・8 テスト2
加温群
非加温群
** P< 0.01
終了後乳酸値
乳酸値（mmol）
10
8
6
4
2
0
4・7 テスト1
4・3 テスト2
3・2 テスト1
5・9 テスト2
**
加温群
非加温群

加温群は3分間ペダリングテストで、心拍数は増加せず、乳酸値も増加しなかった。

図56　**運動能力テスト：無酸素パワーテスト**

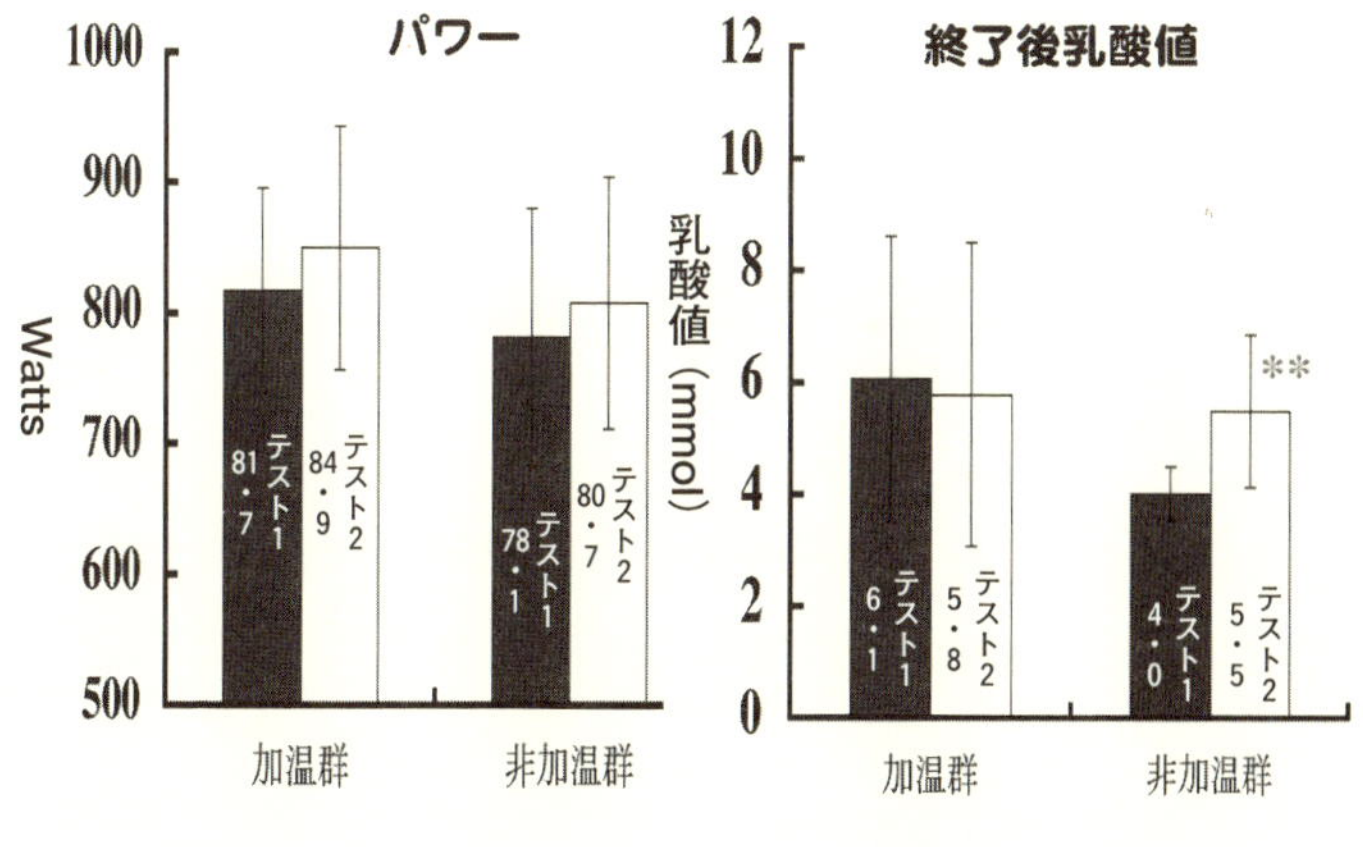
パワー
Watts
1000
900
800
700
600
500
81・7 テスト1
84・9 テスト2
78・1 テスト1
80・7 テスト2
加温群
非加温群
終了後乳酸値
乳酸値（mmol）
12
10
8
6
4
2
0
6・1 テスト1
5・8 テスト2
4・0 テスト1
5・5 テスト2
**
加温群
非加温群

数は、非加温群は増加していますが、加温群は低下しています（図55）。また、乳酸値についても非加温群は増加していますが、加温群は増加していません。乳酸値が低いほうが、疲労が少なく、運動能力が向上する要因となります。

左ページの図57の安静時血中乳酸値の結果も重要な意味を持っています。非加温群は乳酸が有意に増加しており、テストの疲労がまだ残っていることを示します。ところが、加温群では、やや低下していることから、テストの疲労が、加温ですっかり回復していることが分かります。すなわち、**加温することにより、各テストでの乳酸の産生が少なく疲労しにくいとともに、加温で運動からの回復が早く、乳酸が翌日まで残らない、つまり疲労が残らない**ことを示しています。ぜひ、運動前に加温して、良い結果を出し、次の日に疲労を残さないでください。

図58は、なぜ温熱トレーニングが有効かを示している一番大切なＨＳＰとＮＫ活性（免疫能）の結果です。細胞を強くするＨＳＰも、細菌やガン細胞を攻撃するＮＫ活性も、ミストサウナ２週間とさらに遠赤外線加温で増加しています。このＨＳＰと免疫能の増加が生体を守ってくれるのです。

また、非加温群も２～３週間でＨＳＰと免疫能が増加しています。これは、日々のトレーニングも２～３週間続けることによってＨＳＰが増加することを証明していいま

図57 温熱トレーニングによる安静時血中乳酸値

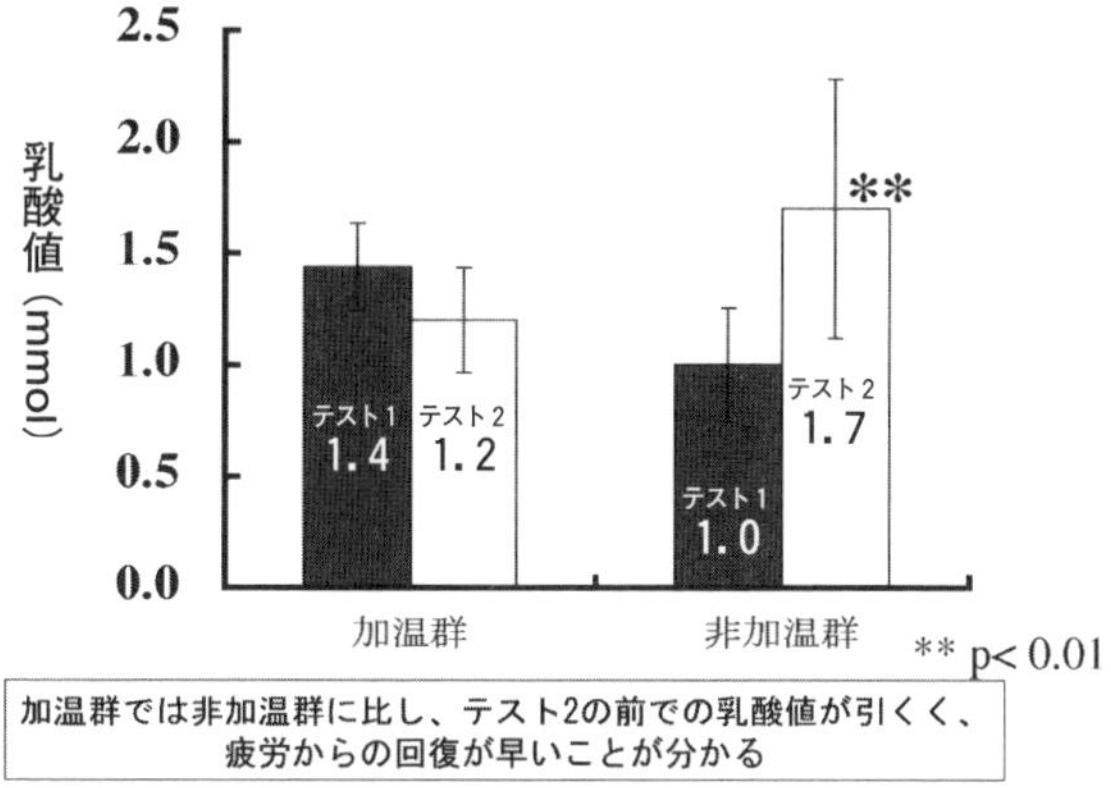
2.5
2.0
1.5
1.0
0.5
0.0
乳酸値（mmol）
**
テスト1
1.4
テスト2
1.2
テスト2
1.7
テスト1
1.0
加温群
非加温群
** p< 0.01
加温群では非加温群に比し、テスト2の前での乳酸値が引くく、
疲労からの回復が早いことが分かる

図58 レスリング選手の温熱トレーニングによるHSPとNK活性

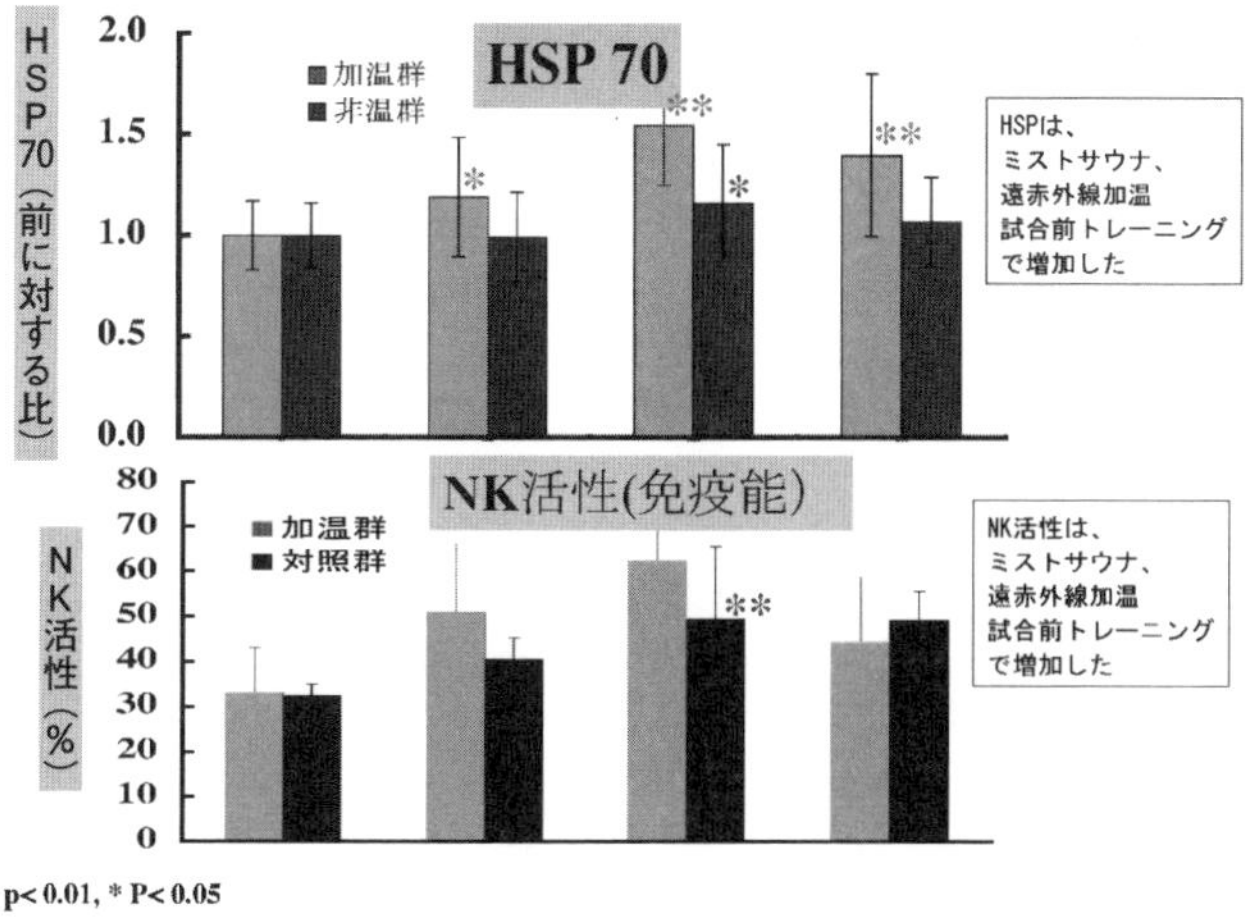
HSP70（前に対する比）
2.0
1.5
1.0
0.5
0.0
加温群
非温群
HSP 70
*
**
*
**
HSPは、
ミストサウナ、
遠赤外線加温
試合前トレーニング
で増加した
NK活性（%）
80
70
60
50
40
30
20
10
0
加温群
対照群
NK活性(免疫能)
**
NK活性は、
ミストサウナ、
遠赤外線加温
試合前トレーニング
で増加した
** p< 0.01, * P< 0.05

す。すなわち、**日々の運動がＨＳＰを増加させ細胞を強化し、免疫能を増加させ感染などの抵抗力になっているのです。**

スポーツもストレス、ＨＳＰが増加する

スポーツは、体に良いとだれでも理解しています。これは、スポーツにより、体温を上げ、血流を促進し、酸素を消費し、pHが下がり、温熱と同じようなストレスを受けることにより、ＨＳＰが誘導され、このＨＳＰが明日、明後日への元気の源になります。国士舘レスリング部の日々のトレーニングのみの非加温群でも、２〜３週間でＨＳＰと免疫能が増加していることからも明かです。

マウスでのトレッドミルの２週間のトレーニング実験では、１日10分ではＨＳＰは誘導されませんでしたが、１日30分以上のトレーニングで誘導されました（図59）。少し苦しいかなと思う程度の運動が必要で、ブラブラと犬の散歩程度ではＨＳＰの発現は無理のようです。

図60は、ボート選手10人に、ワールド・チャンピオンシップ・トレーニング・プログラムにしたがって、ボートのトレーニングを４週間したときの、お腹右外側広筋の

図59 マウスの2週間連続トレッドミル負荷 によるHSPの発現

マウス トレッドミルランニング：0分/1回/日
（毎日1回、2週間）　10分/1回/日
30分/1回/日
60分/1回/日
120分/1回/日

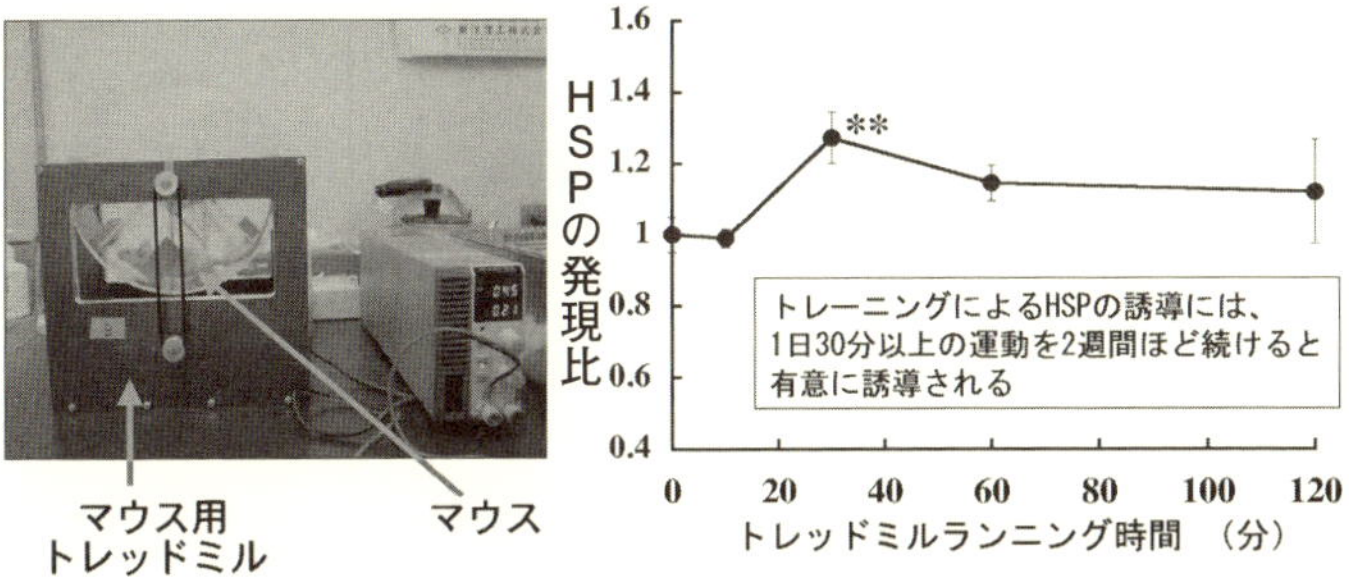

マウス用
トレッドミル
マウス
HSPの発現比
1.6
1.4
1.2
1
0.8
0.6
0.4
**
トレーニングによるHSPの誘導には、
1日30分以上の運動を2週間ほど続けると
有意に誘導される
0
20
40
60
80
100
120
トレッドミルランニング時間（分）

図60 ボート選手のトレーニングに対する筋肉中のHSPの発現

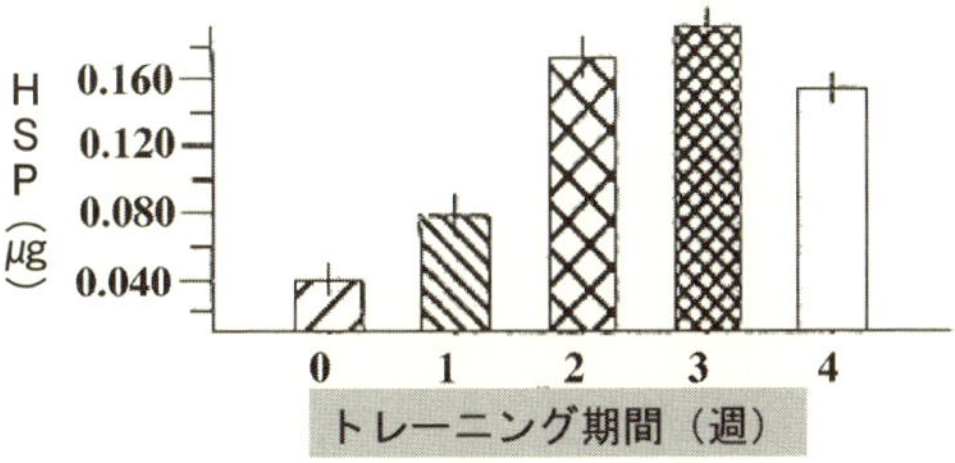

HSP（μg）
0.160
0.120
0.080
0.040
0
1
2
3
4
トレーニング期間（週）

（ワールド・チャンピオンシップ・トレーニング）

ヒトのトレーニングによるHSPの誘導は、
2～3週間で最大となる

生検のＨＳＰを測定したＬｉｕらの結果です。２週目に最大にＨＳＰは発現し、発現量としては３週目が最大となり、その後減少していきます。４週間で低下していく結果は、私たちの結果と共通しています。

試合の日に最大の効果を発揮するためのトレーニングは、長い期間やれば良いというものではなく、**私たちの推奨する２～３週間前からの開始が、ＨＳＰも最大に増加し免疫能も上がるので、一番効果的だと考えます。**

前述した国士舘レスリング部の選手の実験においても証明されたように、毎日の試合前のトレーニング（２週間）でＨＳＰは増加しています（図58）。**スポーツによって増加したこのＨＳＰが健康に役立っているのです。**

高所トレーニングの効果

ＨＳＰはどんなストレスでも増加すると前述しましたが、高所トレーニングでも増加します。一般的に高所トレーニングでは、酸素濃度の少ない高所で生活することにより、酸素を運ぶヘモグロビンを増加させ、平地に戻ったとき、増加したヘモグロビンがたくさん酸素を運んでくれるので、マラソンなど長距離の走行に有利になります。

これをHSPからみると、わざわざ酸素の少ないストレス条件下（標高の高い場所）で、体中の細胞にストレスをかけ、HSPを増加させておき、運動時の疲労を防御することになります。特に、筋肉はHSPをよく発現するので、持久力を必要とするスポーツに絶好です。

筋肉痛の予防

突然運動をすると、翌日または翌々日に筋肉が痛くて困るということは、誰でも経験します。実は、**運動する2日前に加温しておくと、筋肉痛をかなり予防できること**を私たちの実験で確認しました。筋肉痛というのは、運動後すぐに起こるのではなく、1～3日後に最高になることから、筋肉痛は2日前に加温することで予防できるのではないかと予想しました。

筋肉痛を予防できれば、お父さんも、お母さんも、年輩者も、お子さんの運動会や、市民スポーツ大会、ゲートボールの大会に参加できます。筋肉痛が職場の仕事に影響することもありません。なんといっても乳酸値が低いことから、運動会でも良い成績が得られ、子どもたちに自慢できます。

筋肉痛実験はぜひやりたい研究の1つでした。その実験を愛知医大の学生の同意と同大学の倫理委員会の認可を得ておこなうことになりました。

予備加温で筋肉痛が激減

まず最初は予備加温なしで、普通に体力テストをしてもらいました。エルゴメーターという自転車こぎの運動で、年齢、性別と体重によって定められた心拍数になるまで、自転車をこぐという体力テストです（この体力測定終了直後の乳酸値を測定しました）。そして、腕立て伏せ１００回。そのあとスクワットという屈伸運動を１００回。これで終了です。腕立て伏せの１００回はかなりきついので、「腕が折れる」とか「もうできない」とか「無理ですよ」という学生の非難にもめげず、心を鬼にして「大丈夫、腕立て伏せでの死亡例はないから」と励まし、無事終了。その後、毎日講義終了後に研究室に来てもらい乳酸値と筋肉の硬度（硬さ）を測定しました。

筋肉痛実験の2～4日後は、筋肉痛のため実生活に支障をきたすと学生からずいぶん文句が出ました。採血のときに駆血帯をするだけで痛がるので、これは本物の筋肉痛と腕立て伏せ１００回にして良かったと密かに思いました（実は、あまりに苦情の多かった1人の学生だけ50回にしました）。学生には申し訳ないのですが、できるだ

図61　**遠赤外線加温による体温（舌下温）変化**

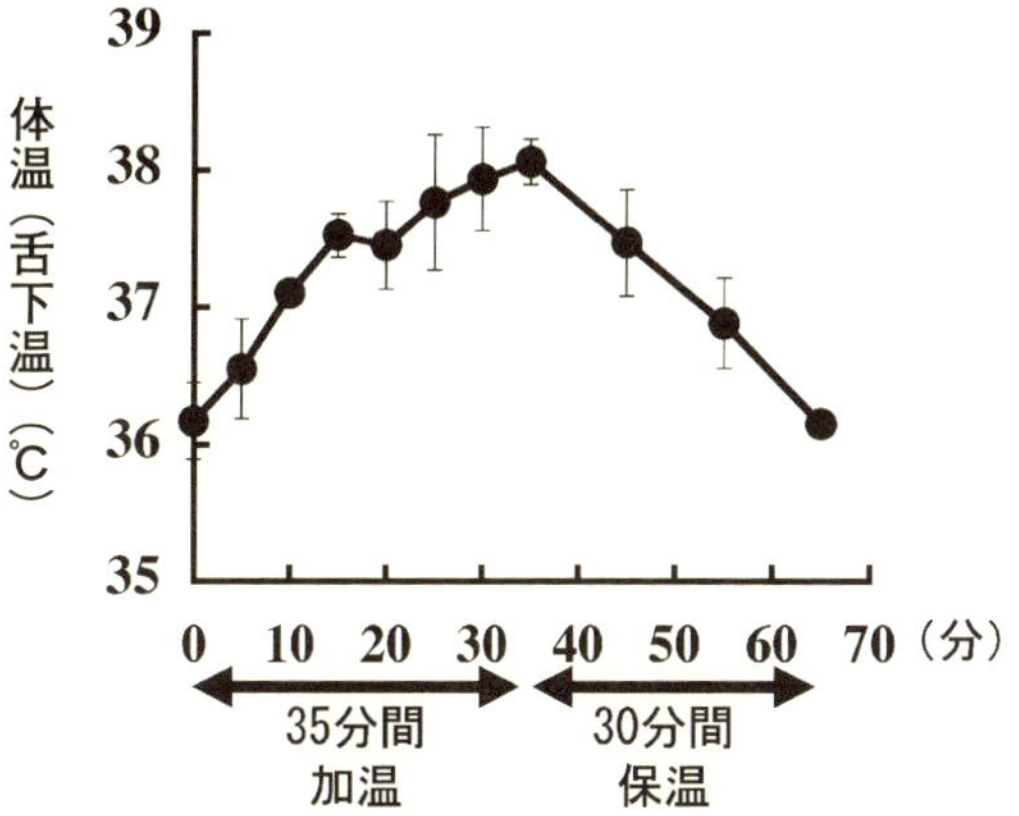
39
38
37
36
35
体温（舌下温）（℃）
0
10
20
30
40
50
60
70（分）
35分間
加温
30分間
保温

け筋肉痛は激しい方が、加温により痛みが軽減されたときの差が分かりやすいのです。

筋肉痛の痛みがすっかり取れた2～3週間後、今度は、あらかじめ加温してから、前とまったく同じ筋肉痛の実験をしてもらいました。加温は、遠赤外線加温装置で、ほぼ体温が2℃以上上がるように35分間加温しました。この時の体温（舌下温）の変化を図61に示します。

筋肉痛実験前の加温を終えて、2日後に学生に前回と同じようにまず、体力テストをおこない乳酸値を測定したあと、腕立て伏せ100回、屈伸運動100回の運動をしてもらいました。前回（加温なしでの筋肉痛実験）にくらべて、実験室は静かで実験もスムーズに終了しました。その後、同じように講義終了後研究室に来てもらい、乳酸値と筋肉の硬度を測定してもらいました。

筋肉痛実験2日後も4日後も苦情が出ないので、「筋肉痛はどう？」ときくと、「別に痛くありませんよ」とまったく筋肉痛を感じなかったという学生もいました。筋肉痛の痛みの自己評価を図62に示しました。

学生らに加温の効果、HSPの効果を説明すると「先生にマインドコントロールされた」とふざけていう学生もいて最初はだれも信じていませんでしたが、なかには筋肉痛がないだけでなく、毎日測定する乳酸値もLo（0・8mmol／L以下）と低く、測定器の検出限度以下でした。この数値は4日後まで続き、さすがにHSPの効果がなくなる7日後には1・2になりました。この乳酸値の比較は図63に示しました。

ちなみに、体力テストの結果も加温後のほうが良かったので「私は、乳酸値や体力テストまでマインドコントロールできないから」というと、学生も加温の効果、HSPの効果を実感と数値（体と脳）で信じてくれました。医学生はもとより多くの医者は、この予備加温のHSPの優れた効果をなかなか信じてくれません……。

図62　筋肉痛実験における予備加温による痛みの予防

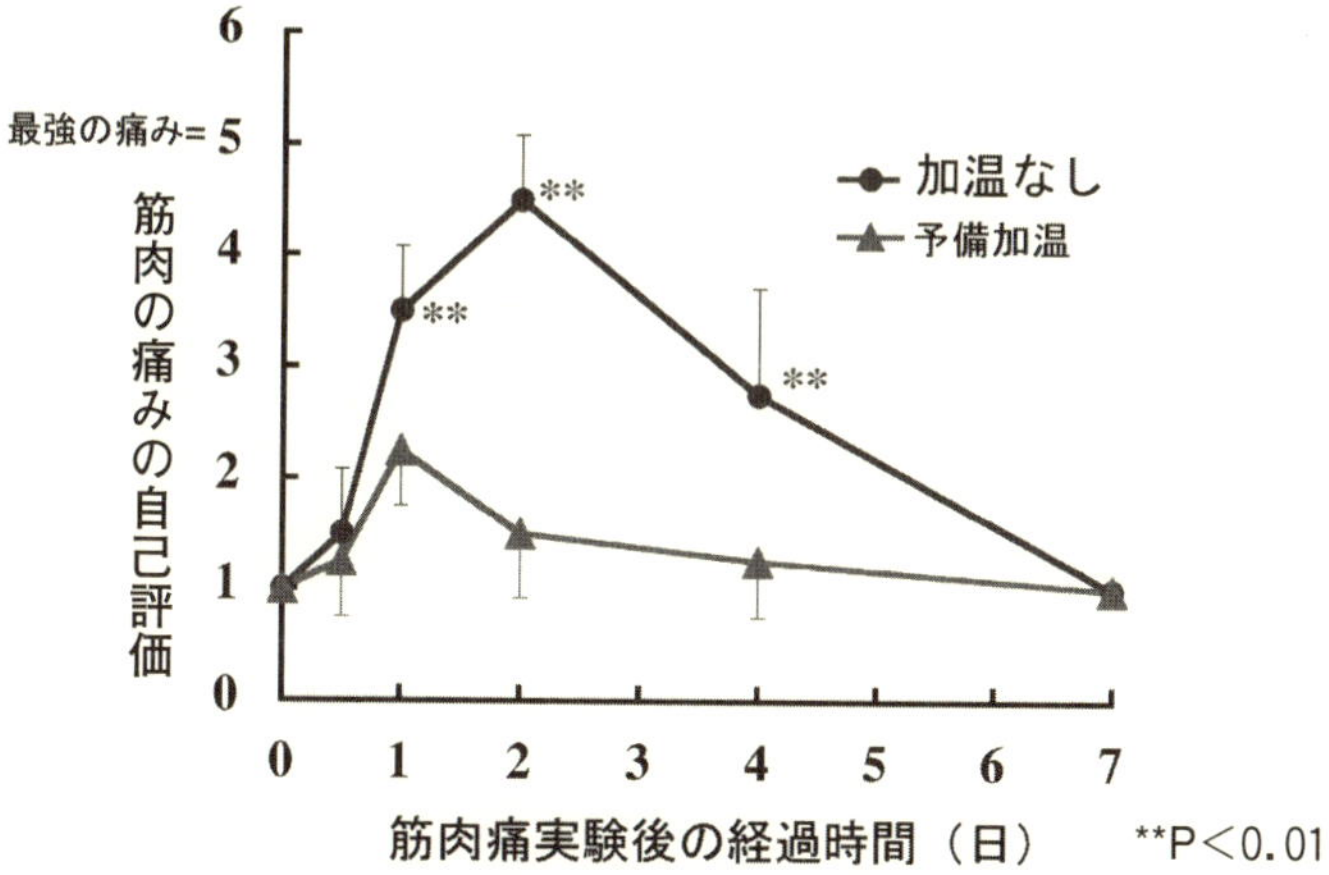
最強の痛み=
筋肉の痛みの自己評価
0
1
2
3
4
5
6
加温なし
予備加温
**
**
**
0
1
2
3
4
5
6
7
筋肉痛実験後の経過時間（日）
**P＜0.01

図63　予備加温による運動テスト後の乳酸値の変化

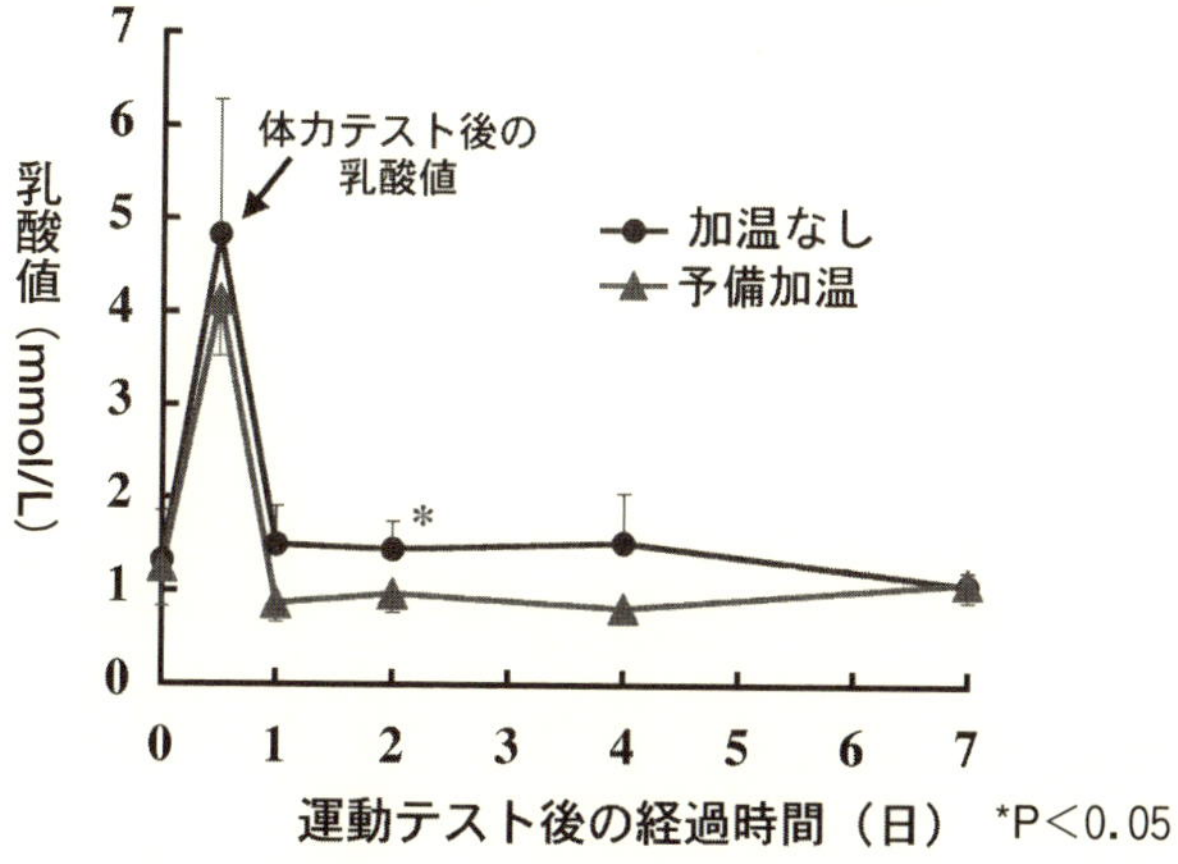
乳酸値（mmol/L）
0
1
2
3
4
5
6
7
体力テスト後の
乳酸値
加温なし
予備加温
*
0
1
2
3
4
5
6
7
運動テスト後の経過時間（日）
*P＜0.05

筋肉の種類によって違うＨＳＰの発現

筋肉は、筋繊維という細長い細胞が集まってできています。筋繊維は、瞬発力に優れた「速筋」と持久力に優れた「遅筋」の2つに大きく分けられます。ＨＳＰの発現は、それらの組成や酸化能力の違いによって異なります。

典型的な遅筋であるふくらはぎの筋肉の1つ「ヒラメ筋」は代謝・酸化力が強く、刺激に対する閾値（いきち）が低いため、速筋よりＨＳＰの発現が高いという報告があります。すなわち、遅筋は、常にエネルギーを産生して重力を支えているので、ＨＳＰの発現が高いといえます。宇宙では重力がありませんから、重力を支えている遅筋はまったく必要がなくなるので使用されず、使用しなければ萎縮（いしゅく）していきます。ですから、宇宙に行く前には加温してＨＳＰを増加させておく必要があります。

また、舌はＨＳＰの発現が高かったと前述しましたが、舌はほとんどが遅筋であることから、ＨＳＰの発現が高いという結果と一致します。ちなみに、頬（ほお）のやや後ろにある咬筋（こうきん）のＨＳＰの免疫組織染色では、染色の程度が舌に比べると非常に低くなりました。これは、咬筋は遅筋の割合が10％以下と少ないため、ＨＳＰの発現が低かったといえます。

また、マウスの筋疲労の防御で述べたように、筋肉のＨＳＰの免疫組織染色（局在）はモザイクのように染色されました。これは、強く染色される筋肉とされない筋肉があるために、モザイクのように見えました。すなわち、ＨＳＰがたくさんできている筋肉（遅筋）と、ＨＳＰの少ない筋肉（速筋）があるということです。

7章

医療・看護でできる加温

——温熱看護

手術前に加温してHSPを高めておこう

手術は大きなストレスです。長時間にわたる手術では手術するほうも受ける患者さんも大きなストレス傷害を受けます。

手術を受けるといっても実は誰でもできるわけではありません。まず、手術に耐えられる体力が必要になります。ですから、必ず術前には、心機能、肝機能、腎機能、血液凝固機能など手術というストレスに耐えられるか否か検査します。これらの機能が充分でなければ手術に耐えられません。化学療法についても同様です。1～2週間の薬剤投与に耐えられる体力が必要です。

しかし、肝機能が、あるいは心機能が、手術に耐えられない場合でもどうしても手術をしなければならない場合があります。また、手術できる体力のある方でも、できるだけ加温によりHSPを誘導させ、細胞を強くしておく「レスキュー隊」を準備しておけば、傷害は軽減され、回復も早くなります。

できれば、**手術2～3週間前から加温し始め、手術2～3日前にはHSPが最高になるように加温して手術に備えます。**

図64　マイルド加温による全身温熱療法が奏功した褥瘡の1症例

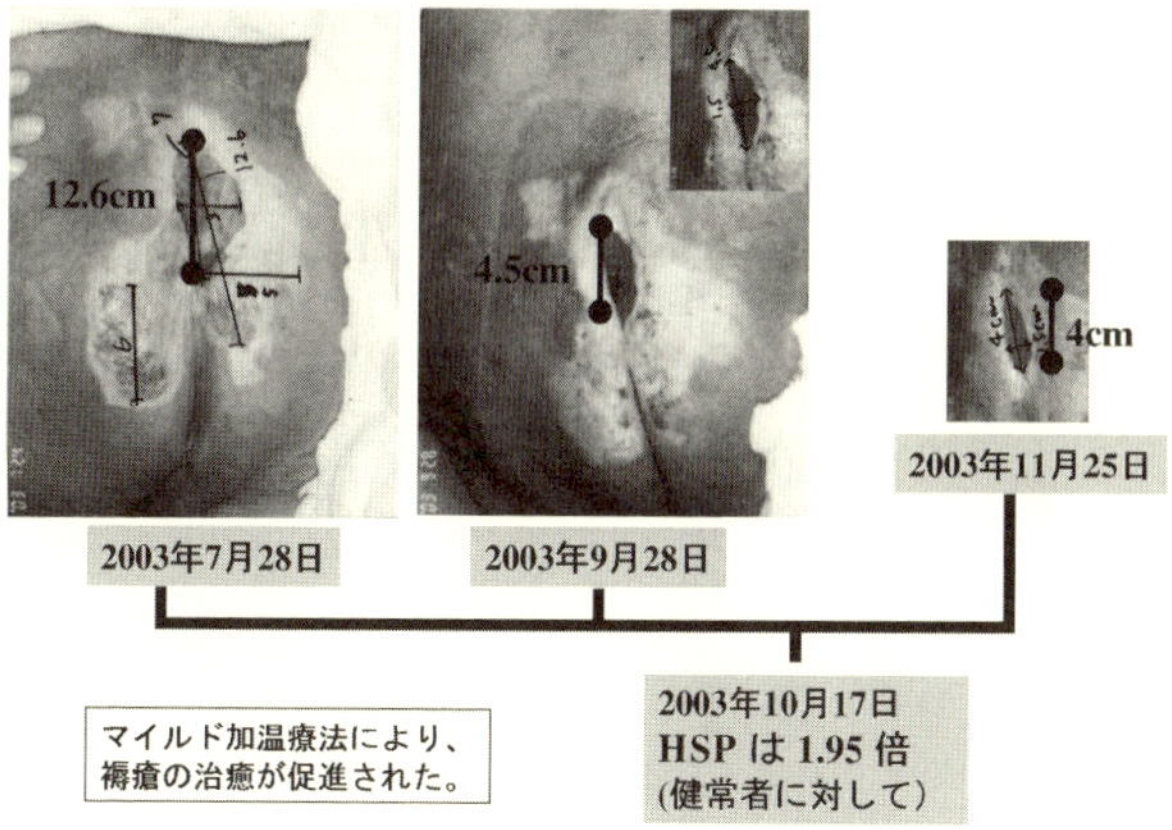

12.6cm
4.5cm
4cm
2003年7月28日
2003年9月28日
2003年11月25日
2003年10月17日
HSPは1.95倍
(健常者に対して)
マイルド加温療法により、
褥瘡の治癒が促進された。

週2回の加温で褥瘡(床ずれ)の予防・治療

長い闘病生活で、多くの方が褥瘡（じょくそう）に悩んでおられます。また、自宅療養や、寝たきり老人の看護で褥瘡の予防・治療に、マイルド加温療法が効果的であることをご存知でない方も多いと思いますので、東京の新山手病院での褥瘡治療の例を紹介します（図64）。

症例は、胃潰瘍（かいよう）、脳梗塞（こうそく）の86歳男性で、入院時より、仙骨部から臀部（でんぶ）にかけ直径10cmの大きさの褥瘡が見られました。脳梗塞発症後、自動運動がほとんどないため、改善が困難となりマイルド加温療法を開始する7月まで、褥瘡部（看護部の中に褥瘡部がある）の処置にもかかわらず、依然、肉芽形成のサイズの縮小は不良でした。

そこで、８月より、遠赤外線装置による「マイルド加温」（ドーム内温度41℃）を全身加温で開始しました。週に２回、40分間加温し、２カ月後の９月の時点で、すでに臀部の褥瘡は消失し、仙骨部の肉芽のサイズも縮小しました。加温回数24回目の10月の時点で、ＨＳＰは、健常者１に対して、１・95と約２倍の発現を認めました。

このように、直径10㎝を超える広範な褥瘡で、標準的な褥瘡ケアではポケットの消失は達成できても、なかなか肉芽形成にいたらないのが普通なのですが、マイルド全身加温を取り入れたことにより、顕著な改善が認められました。

なぜ褥瘡治癒にマイルド全身加温が有効なのか

では、なぜ褥瘡にマイルド加温療法が有効なのでしょう。もちろん、加温により血行が良くなり、酸素や栄養の運搬がスムーズになり、損傷治癒が促進されたことも充分考慮されます。

１章で述べた、「ＨＳＰはタンパク合成に重要な役割をはたす」という話を覚えていますか。褥瘡の治癒過程には、肉芽形成が重要な役割をはたします。ＨＳＰで不良なタンパクを修復し、さらには分解するとともに、肉芽形成ではたくさんの線維芽細胞、つまりたくさんのタンパク質で傷口をふさぎ治癒していきます。
ですから、**タンパク合成を促進させるためにもＨＳＰを増加させ、創傷治癒を促進する必要があります。**そのため、加温してＨＳＰを増加させるわけです。また、褥瘡の傷口からの院内感染などの感染が起こることもあります。**マイルド加温療法による免疫機能の上昇が、褥瘡部の感染予防に貢献したことも褥瘡改善の一助**になったと思われます。

■疼痛緩和に対する温熱療法の効果

ガンの末期や、胞状帯疹（ほうじょうたいしん）、前立腺肥大など、さまざまな疾患の痛みの緩和に、加温により誘導される痛みの緩和物質エンドルフィンが奏功します。

ガン末期の疼痛緩和

10章で述べる悪性黒色腫の患者さんは、いろいろな鎮痛剤を使用しても鎮痛効果がなくなったため、麻薬を使用して痛みをコントロールしていました。その後、加温療法を開始され、ご自身の決断で麻薬を中止されました。全身加温による加温で、痛みが徐々に緩和し、5回目にはほとんど痛みがなくなりました。

加温にみえるたび「痛みはどうですか？　眠れましたか？」とお聞きしますが、「全然痛くなかったよ」といわれたときには、本当に良かったと思いました。月・木曜日の週2回の加温で、木曜日から次の月曜日までは3日間おきますので、鎮痛効果が維持できず月曜日には痛みが出ることもありました。

麻薬の使用で便秘、味覚の変調、食欲不振となり、ご自身で自分の体の変調を感じられていましたが、麻薬を中止して、加温を開始後は、食欲も出て、諸種の変調は回復しました。ただ、味覚の変調は回復が遅かったのですが、今では味覚も回復してきました。最近は、座薬による鎮痛効果と温熱療法だけで痛みが制御できるようになってきました。

帯状疱疹の疼痛緩和

帯状疱疹（ほうしん）は、ヘルペス（単純疱疹ウイルスまたは帯状疱疹ウイルス）に起因する小さな水疱が、皮膚節にそって分布する病気で、ストレスやさまざまな疾患で、潜在性のウイルスが活性化されて生じます。かなり痛みを伴う人が多いことと、ヘルペス後神経痛（皮膚病変の治療後の疼痛（とうつう））が特に高齢者でみられます。かなりの激痛ですが、この痛みの緩和にもマイルド加温が奏功するようです（新山手病院温熱療法看護部の方々からの報告）。

■筋萎縮の予防

ギプスで固定したまま筋肉を長期間使用しなかったり、ベッド生活で筋肉を使わないでいると筋肉がやせ、萎縮（いしゅく）してきます。この筋萎縮の予防に有効なのが加温です。加温により誘導されたHSPが、筋タンパクの合成を手助けするので、筋の萎縮を予防できるのです。

動物実験では、あらかじめ加温しておくことにより、筋萎縮を防御するとの報告があります。筋肉が萎縮し、歩行もふらつくようになれば、転倒や骨折も心配されます。日ごろから加温とスポーツを心がけ予防したいものです。

■免疫能を高めて院内感染を防御

入院患者さんはお風呂など充分な加温の機会が少なく、体温も低下傾向にあります。

特に老人は院内感染にかかりやすく、かかると治りにくいので注意が必要です。

一般に、老化に伴い免疫能は低下し、特にT細胞系の機能低下が著しいとの報告があります。このような見地からも、マイルド加温療法を取り入れた看護が期待されます（図65）。加温する部位も患者さんによって、全身か局所か、また加温方法も、温水、ミストサウナ、ホットパック、加温装置など目的に応じて利用したいものです（図66）。

過護や過食に注意

ヒトをはじめ生物は、長い歴史のなかである程度の苦境（低温、高温、飢餓などのストレス）に耐える能力を備えているのですが、過剰な状況には弱いものです。

飽食の時代の産物である「脂質が多い（高脂血症）」「糖が多い（高血糖）」などには、案外弱く、解決すべき方法（これらに対する酵素や代謝系）をもっていません。過剰の時代の歴史はまだ浅く（ほんの20～30年）、これに対する遺伝子の対応ができていないのでしょう。私たち生物は、45億年前に地球が誕生し、そして、生物誕生以来今日にいたるまでさまざまな突然変異を経て、時代に適応する遺伝子が生き残

図65

看護領域におけるHSPの利用

1.感染防御
HSPを誘導させ、免疫能を高め、感染を防ぐ
加温自体による自然免疫能の増強
2.回復の促進
HSPを誘導させ、術後の回復を早める(タンパク合成に関与)
3.疼痛緩和
加温によりエンドルフィンが誘導され痛みを緩和する
4.筋萎縮の予防
筋タンパクの増加にHSPが関与。HSPによる筋萎縮の防御
5.床ずれの予防
加温による血行改善
HSPによる細胞防御, 感染防御 (MRSAなど)
6.鬱病の防御
鬱病では、HSPが低下している
HSPの誘導による鬱病の予防
7.退院直前の加温
退院後、家庭生活復帰（環境変化）のストレスに対する予備加温
8.家庭医療への普及
アメリカでは加温が家庭医療に浸透

図66

看護領域におけるHSP の誘導

1.加温

全身
遠赤外線加温、入浴、温泉、ミストサウナの利用によるHSPの誘導
局所（足浴、手浴、その他）
ホットパック、カーボンクロスヒーター、温湿布、湯浴、
遠赤外線加温、その他によるHSPの誘導

2.運動

運動はストレスである
自分自身をストレスさせHSPを誘導させ、健康維持に
利用する
可能であれば、自身での行動、運動によるHSPの誘導

3.絶食

術前の絶食はHSPを誘導する？

過保護、過食は避ける。適度な細胞ストレスを与える。
教授の患者は治りが悪い　　老人の救急手術後の痴呆

ってきたのですから。

ある外科の先生とＨＳＰの話をしていたとき、「高齢者で、突然救急車で運ばれてきた入院患者さんの場合、術後に一時的な痴呆状態になる人がいる」というお話を聞きました。術後、自分の名前が分からなくなったり、今日は何日かいえなかったり、今食べた食事のことを忘れたり、と痴呆状態に陥るそうです。

老化によりＨＳＰが低下している状況のところへ、突然の手術で、ＨＳＰをまったく準備するひまもなかったことから、充分な防御ができず、痴呆というストレス傷害が起こったものと考えられます。手術前には、ご本人にある程度の心の準備と、ＨＳＰの準備が必要です。手術のことや病気のことを心配するのは当然のことです。その心配のストレスでＨＳＰが高まり手術のストレスの防御をしてくれます。

また、「教授の患者は治りが悪い」といわれます。これは、教授からの依頼の患者さんは、過剰に丁寧な看護を受けるので（ＶＩＰ待遇）、安心に浸り、ＨＳＰの発現が少なく治りが悪いということでしょう。

ＨＳＰは飢餓でも増加します。昔から、食物に被害のある大きな災害や飢饉などの飢餓ストレスに対して、これを乗り越えるためにＨＳＰが誘導され、これに対処してきました。各種医療検査前の絶食は、ＨＳＰを誘導し、検査での傷害に備えるため非常に良いことだと思われます。また、宗教的な絶食は、ＨＳＰを誘導させ、細胞を元気にする手段として昔から体に良いことがあるので続いてきたのかもしれません。

シニアを対象に、全身マイルド加温療法を導入

岐阜県多治見町の田の井久子先生は、80歳の女医さんです。ＨＳＰに非常に興味をもたれて、膝(ひざ)関節の手術で愛知医大に入院された折り、術後の経過時に、私たちの実施している全身マイルド加温療法を受けていかれました。術後経過も良く、ご家族の付き添いで先日、ヨーロッパ旅行をされたほどお元気です。

新しいことにもちゃんと耳を傾け、いつも前向きな田の井先生は、現在、ご自分の医院でマイルド加温療法を実施されています。田の井医院では、自律神経失調症、ガンの術後経過、下肢静脈瘤(りゅう)、シェーグレン症候群（唾液(だえき)などが出ない自己免疫疾患）、肩こり、腰痛、冷え症、虚弱体質等の疾患に適用され、良い結果を得ているとの報告をいただきました。

8章

そのストレス、ＨＳＰが守っている——がんばれ受験生！

テストや試合のストレスで増加するＨＳＰ

ＨＳＰはストレスによってつくられますが、受験のストレスによっても増加します。これについて愛知医大の医学生の、進級の判定に影響を与える重要なテストの前後でＨＳＰを測定した実験内容にもとづいて話を進めましょう。

私の所属する核医学センターの基礎医学セミナーの受講生として、６名の男子医学生が希望してきました。セミナーの１つの研究課題として彼らに、ＨＳＰはストレスで増加するので、テストのストレスによるＨＳＰの変化を測定してみたいと提案したところ、賛成してくれ、彼らの発案で一番ストレス度の高い、進級に大きく影響する試験で実験することを全員一致で決め、実験内容と方法など説明をして同意書を得て実験を開始しました。

ＨＳＰの測定は、学生と相談のうえ、テスト10日前、４日前、１日前、テスト当日、１日後、６日後としました。ＨＳＰを測定するための採血は基本的には、昼食前としました。テスト当日は、テスト直前の採血をいやがる学生もいましたが、「テストが終わってからじゃ意味がない」といってくれたある学生のおかげで、テスト前の採血

図67　テストストレスによるHSPとストレス自己評価

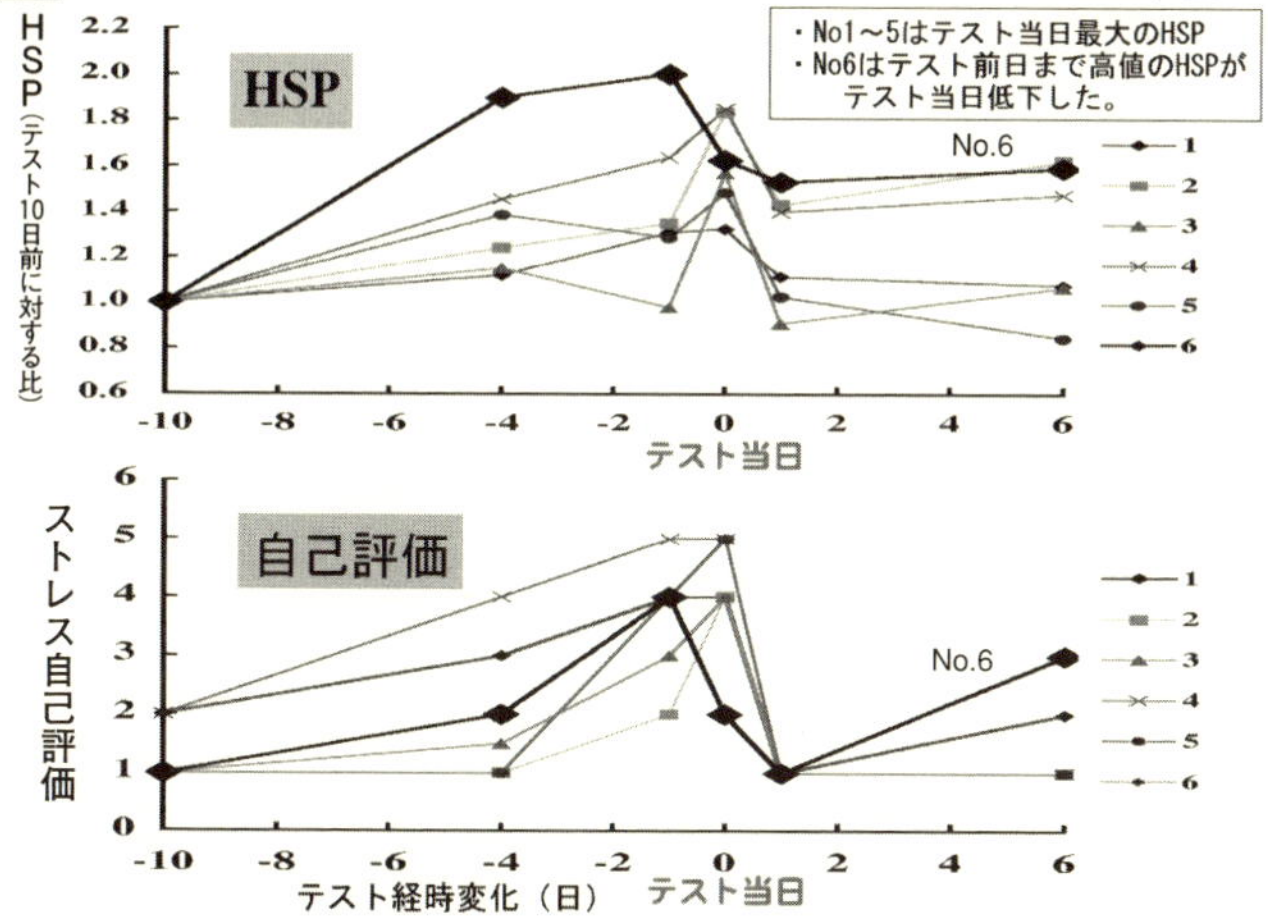

HSP
・No1～5はテスト当日最大のHSP
・No6はテスト前日まで高値のHSPがテスト当日低下した。
No.6
HSP（テスト10日前に対する比）
2.2
2.0
1.8
1.6
1.4
1.2
1.0
0.8
0.6
-10
-8
-6
-4
-2
0
2
4
6
テスト当日
1
2
3
4
5
6
自己評価
No.6
ストレス自己評価
6
5
4
3
2
1
0
テスト経時変化（日）

に成功しました。このとき、学生にはストレスの度合いを5段階で自己評価してもらいました。

その試験は、学生たちには重大らしく、会話の中からもその試験の重要性がうかがわれました。私自身は、学生はテストにとかく大げさに反応しがちだから、口ではとやかくいっても、細胞にとっては、それほどストレスになっていないだろうと予想していました。ところが、テストの前日から急激にＨＳＰが増加し、テスト当日は最高に達し、テストの翌日には急激に下がりました。このＨＳＰの結果は、学生の自己ストレス評価と一致していました（図67）。

この結果が出たとき、私は、ＨＳＰとＤＮＡ（遺伝子）のすばらしさに感激しました。つまり、学生の精神的ストレスは細胞をストレスし、それがDNAに伝わり、DNAはHSPをたくさんつくれと命令し、HSPが増加したのです。**心と遺伝子とHSPの三位一体の連携プレーです。なんとHSPは心模様をうつしているのです。**

実は、このHSPこそが、学生が受けたストレスによる細胞の傷害（主に細胞内のタンパクの傷害）を治してくれるのです。

重要なテストの前は、ほとんどの人が徹夜したり、夜遅くまで勉強します。特に、下宿している学生は、食事もいい加減になり、生活が乱れがちになります。しかし不思議と風邪をひいたり、病気になったりしません。学生の中の1人が「浪人しているとき、1度も風邪をひかなかった」といっていましたが、受験という精神的ストレスも上手にHSPを誘導させる手段として利用すれば、逆に、普段の生活より、免疫能も高く、ストレスに対しても強くなっているので、風邪などに感染しなくなっているのです。

HSPはあきらめると低下する

ところが、1人だけ、テスト前日までは順調に上がっていたHSPが、テスト当日に下がった学生がいました。理由をきいてみると「あきらめたんです」という答えが返ってきました。その学生の自己評価でも当日は下がっていました。原因は、あきらめたからです。**もうダメだと思って、あきらめてしまったので、ＨＳＰが低下したのです。**

テスト直前の一番ドキドキしているテストの緊張時にＨＳＰは最高になり、もうダメだとあきらめると低下し、テストが終了しテストストレスがなくなれば、またもとに戻る。このように学生の心の変化は、まさに遺伝子に知らされＨＳＰの増減となって反映されます。精神的ストレスによるＨＳＰは、精神的ストレスに対応して比較的速やかに増減します。

テストのあと風邪をひきやすい

注意しなければいけないのは、テスト翌日です。テスト翌日は、テストストレスから解放され、急激にＨＳＰが低下し、最初のレベル以下にまで低下している人もいます。すなわち、免疫力、細胞を守る力が低下しているわけですから、風邪やその他の病気にかかりやすいのです。

テスト6日後にHSPや自己評価が少し上がっています。学生は、次の2週間後に控えた定期試験に対して精神的ストレスを感じ始めていたのです。定期試験は、科目数も多いのでそれなりの準備が必要だからです。

なお、HSPとテストの合否の関係については、内緒です。

HSPは自分の心のもち方次第

このテストストレスの実験から、テストだから頑張ろうという緊張感がHSPを増加させ、「もう合格しっこないんだから勉強してもムダ」というあきらめが、HSPを低下させることは明らかです。このことは、実は、病気にも当てはまることです。もう治らないんだから、もうどうしようもないのだから、とあきらめてしまうと、HSPは低下し、細胞の元気がなくなります。HSPが低下すれば免疫力が低下し、感染もしやすくなり（院内感染などにかかりやすい）、さまざまなストレス傷害も修復できません。どんどん悪い方向に進んで向かってしまうわけです。悪循環なのです。

自分で増減を変えられる分のHSPは自分の責任です。あきらめないでください。

しかし、過度に自分を追い込むと過剰な精神的ストレスでHSPは枯渇し、細胞は弱ってきますから、適度なストレスで、自分に励みを与えてください。そして、それだけでは不充分なので、さらに細胞が元気になるように加温で手助けをしてあげてください。

■長期のストレスはＨＳＰの枯渇

一般の健常者の方に比べ、受験生も病気の方も、精神的ストレスが長期にわたります。よって、**過度の精神的ストレスでＨＳＰが枯渇し、**ストレス傷害を起こし、ひどくなれば鬱(うつ)病のようになってしまいます。難しいところですが、適度なストレスで自分をちょっとストレスしつつ、加温によるＨＳＰで補ってください。**加温によるＨＳＰは頼もしいあなたの助っ人です。**

精神的ストレスによるＨＳＰの増加と、加温によるＨＳＰの増加ではメカニズムが異なります。加温によるＨＳＰの増加は、おおむね精神的ストレスとは別です。

テストや試合の2、3日前に加温を

急なテストは別ですが、テストの日は予定されていますし、ゴルフやテニスなどスポーツの試合も日程が決まっています。そんなときは、**目的の2、3日前にお風呂で予備加温しておいて、細胞内タンパク修理係のレスキュー隊を増やしておき、細胞を強化させておきます。**ストレス傷害、疲労傷害を受けたタンパクの修復を待ってましたとばかり待機しているレスキュー隊によって修理されるので、傷害は軽度で、回復が早いのです。

筋肉痛の実験前には、加温の効果や、HSPの効果をまったく信じていなかった学生も、予備加温により、筋肉痛はもとより、疲労物質の乳酸値も低下していたことから、加温の効果を信じるようになりました。そして「テストの前に加温しようかな、加温したらテスト受かるかな」といっていましたが、勉強しないで試験に合格はしませんし、練習しないで試合に優勝するということはありません。

試合前の集中ストレスはＨＳＰを増加させる

テレビで、よく陸上選手などが、思い思いのやり方で、試合前に神経を集中させ自分をストレスさせたり、高揚しすぎた心を安定させようとしたり、さまざまなドラマが見えます。このとき、ＨＳＰは最高に達し疲労物質の乳酸の出現を遅くし、運動能力を向上させます。また、交感神経も緊張するので血管は収縮し、けがをしても出血が少なくてすみます。このように、試合（闘争）にのぞみ、さまざまな傷害に対して、防御機構を増強させ、自分たちを守っているのです。

大げさな学生から得られたこと

学生のテストストレス実験ではおもしろいことが分かりました。この実験で、ストレス・ホルモンの「コルチゾール」も測定してみました。当然のことながら、全員にコルチゾールが増加していました。ところが、そのなかでまったく増加しなかった学生がいました。測定ミスか、なぜなのか、原因が分からずとても悩みました。そして

図68　おしゃべりや大声で泣いてストレス発散
（ストレス・ホルモンのコルチゾール低下）

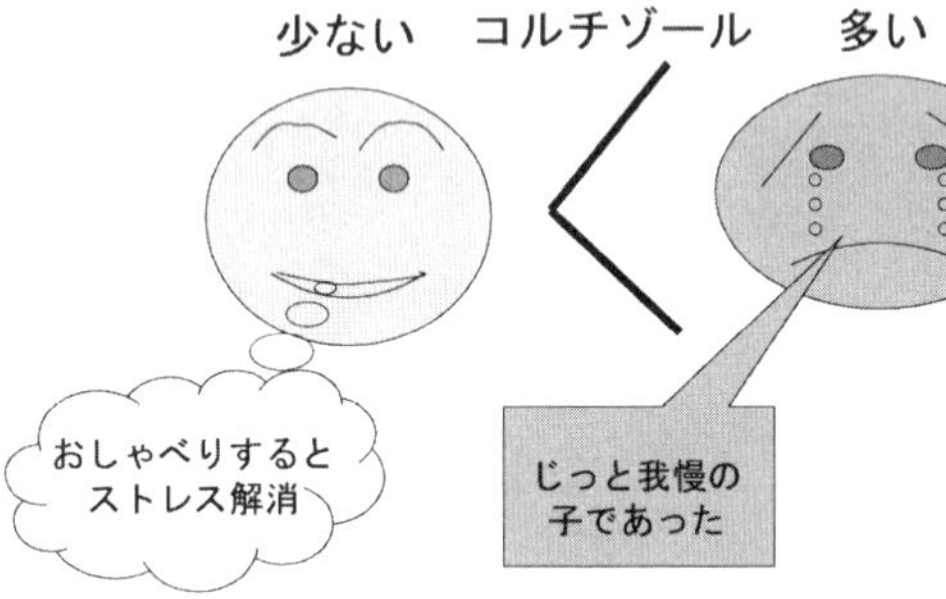
少ない　コルチゾール　多い
おしゃべりすると
ストレス解消
じっと我慢の
子であった

あることに気づきました。

学生のなかで、1人、とても大げさに表現をする学生がいました。加温実験も、熱い熱いとうるさいのです。筋肉痛実験の腕立て伏せでも、腕が折れそうだとか、死にそうだとか、大げさで（性格は良いのですが、ただ大げさなだけです）、はじめは、私も大丈夫かなと心配になり、その学生だけ100回の腕立て伏せを50回にしたくらいです。実は、この学生が、コルチゾールが増加しなかった学生です。つまり、大げさに口にすることで、ストレスを発散させているため、それがストレス解消になって、コルチゾールが増加しなかったのです。

こんな報告があります。アメリカの赤ちゃんと日本の赤ちゃんに、予防接種のとき

図69　ストレス負荷による生体経路

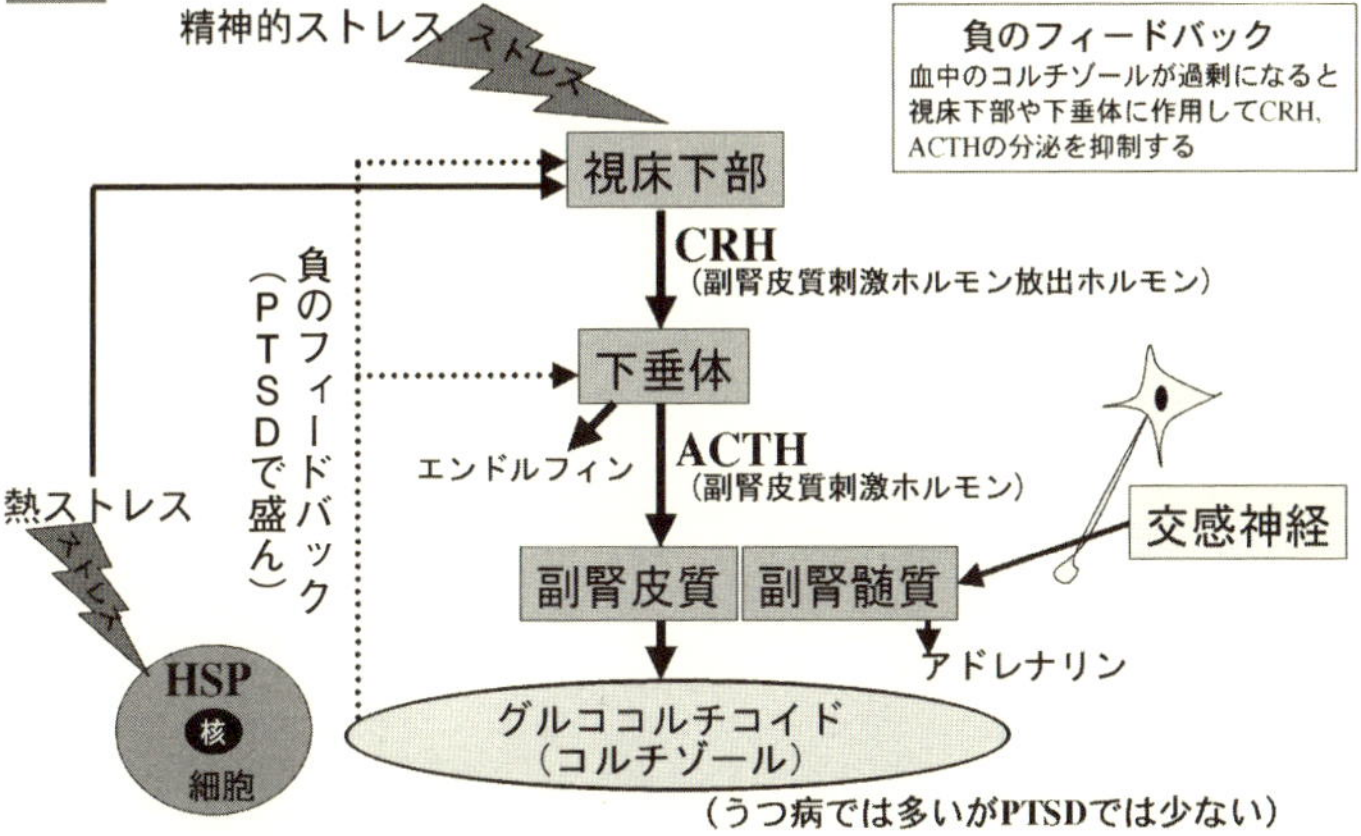
精神的ストレス
ストレス
負のフィードバック
血中のコルチゾールが過剰になると
視床下部や下垂体に作用してCRH、
ACTHの分泌を抑制する
視床下部
CRH
（副腎皮質刺激ホルモン放出ホルモン）
負のフィードバック（PTSDで盛ん）
下垂体
エンドルフィン
ACTH
（副腎皮質刺激ホルモン）
熱ストレス
ストレス
交感神経
副腎皮質
副腎髄質
アドレナリン
HSP
核
細胞
グルココルチコイド
（コルチゾール）
（うつ病では多いがPTSDでは少ない）

にストレス・ホルモンのコルチゾールを測定しました。コルチゾールは、どちらの赤ちゃんがより増加したと思いますか。日本の赤ちゃんは、泣かないでじっとこらえていたので、コルチゾールは高くなり、泣きわめいたアメリカの赤ちゃんは泣いてストレスを発散させたので、コルチゾールはそんなに高くならなかったといいます。

大声で歌ったり、笑ったりすることである程度ストレスの発散になるというわけです。

ストレスと副腎の関係——副腎摘出マウスのＨＳＰの産生は低下する

ストレス・ホルモンであるコルチゾールとＨＳＰの関係について、ちょっとむずかしくなりますが詳しく考えてみましょう。

細胞レベルでのストレスに対して、ＨＳＰが産生され、ストレスで傷害されたタンパクが修復されるため、細胞が正常化・強化される、ということについて、これまで述べてきました。

一方、一般的にいわれるストレスでは、物理的・心理的にかかわらず、２つの反応が起こります。１つは視床下部―下垂体―副腎皮質系の活動が活発になり、副腎皮質ステロイドホルモン（コルチゾール）が分泌されます。もう１つは、交感神経の緊張により、副腎髄質からアドレナリンという心臓の収縮、血圧の上昇を促すはたらきをするホルモンが放出されます。すなわち、個体や社会レベルのストレスにおいて、副腎は、重要なはたらきをしているとともに、細胞レベルでのストレスにおいて、ＨＳＰの発現にかかわる重要な臓器です（図69）。

そこで、副腎がＨＳＰの発現に与える影響を検討するため、副腎を摘出したマウスを作成し、各臓器でのＨＳＰの発現、ストレス応答能を比較してみました。結果、副腎を取ってしまうと、すべての臓器でＨＳＰの発現が低下することが分かりました（図70）。

また、副腎摘出７日後のマウスと対照マウスのお腹に、大腸菌の細胞膜の一部であ

図70

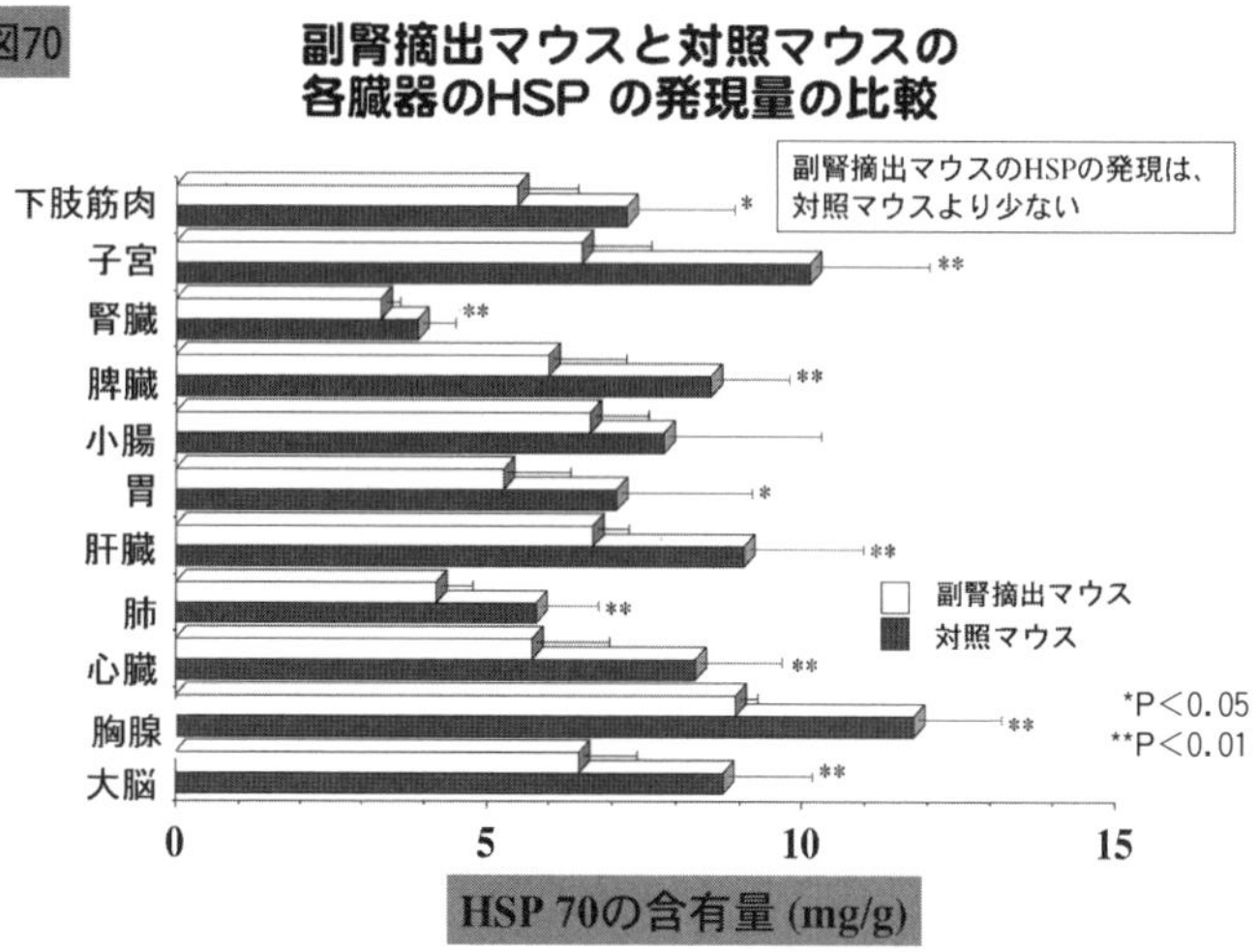
副腎摘出マウスと対照マウスの
各臓器のHSP の発現量の比較
副腎摘出マウスのHSPの発現は、
対照マウスより少ない
下肢筋肉
子宮
腎臓
脾臓
小腸
胃
肝臓
肺
心臓
胸腺
大脳
副腎摘出マウス
対照マウス
*P＜0.05
**P＜0.01
0
5
10
15
HSP 70の含有量 (mg/g)

図71

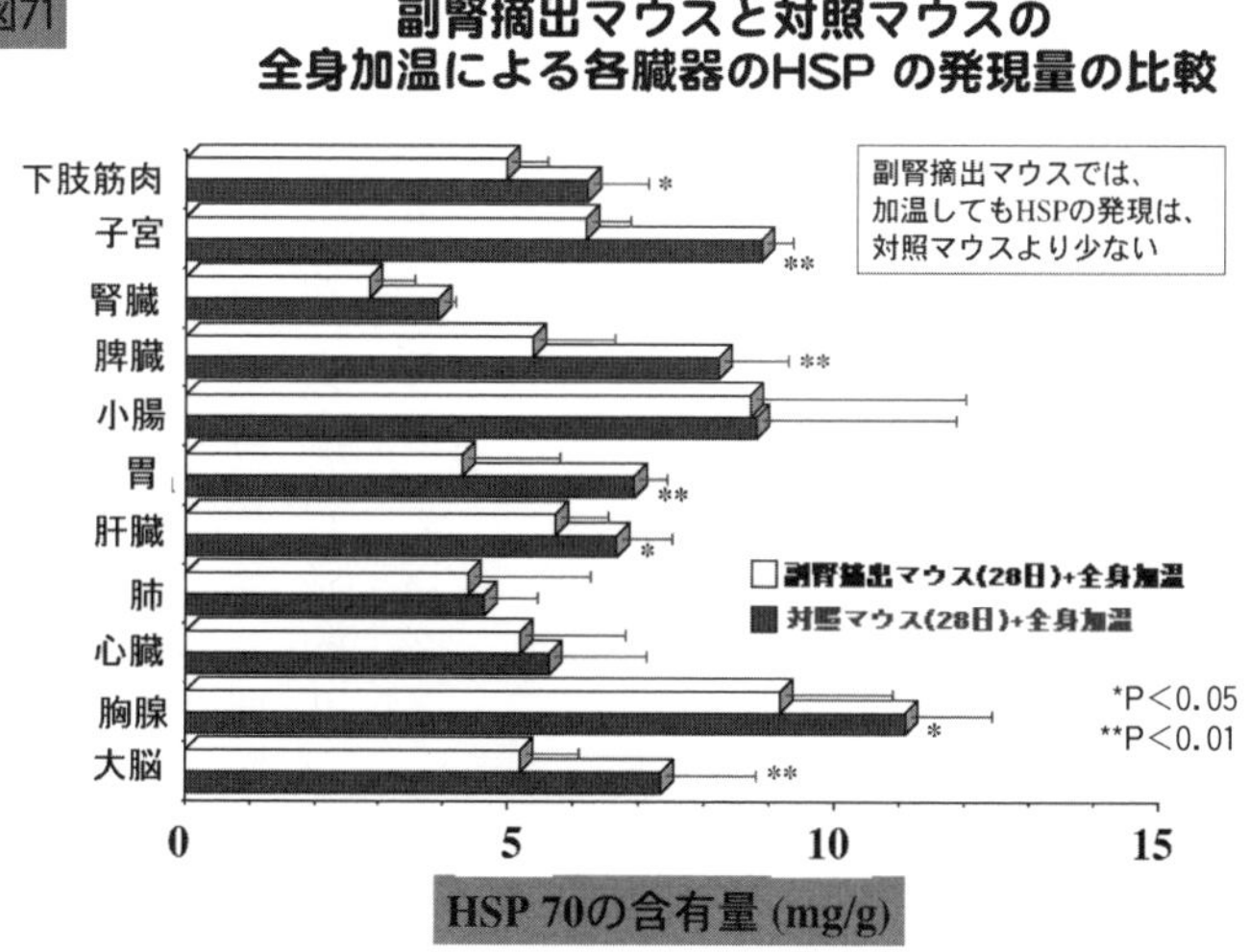
副腎摘出マウスと対照マウスの
全身加温による各臓器のHSP の発現量の比較
副腎摘出マウスでは、
加温してもHSPの発現は、
対照マウスより少ない
下肢筋肉
子宮
腎臓
脾臓
小腸
胃
肝臓
肺
心臓
胸腺
大脳
副腎摘出マウス(28日)+全身加温
対照マウス(28日)+全身加温
*P＜0.05
**P＜0.01
0
5
10
15
HSP 70の含有量 (mg/g)

図72 副腎摘出マウスのエンドトキシンショックによる生存率に及ぼす影響

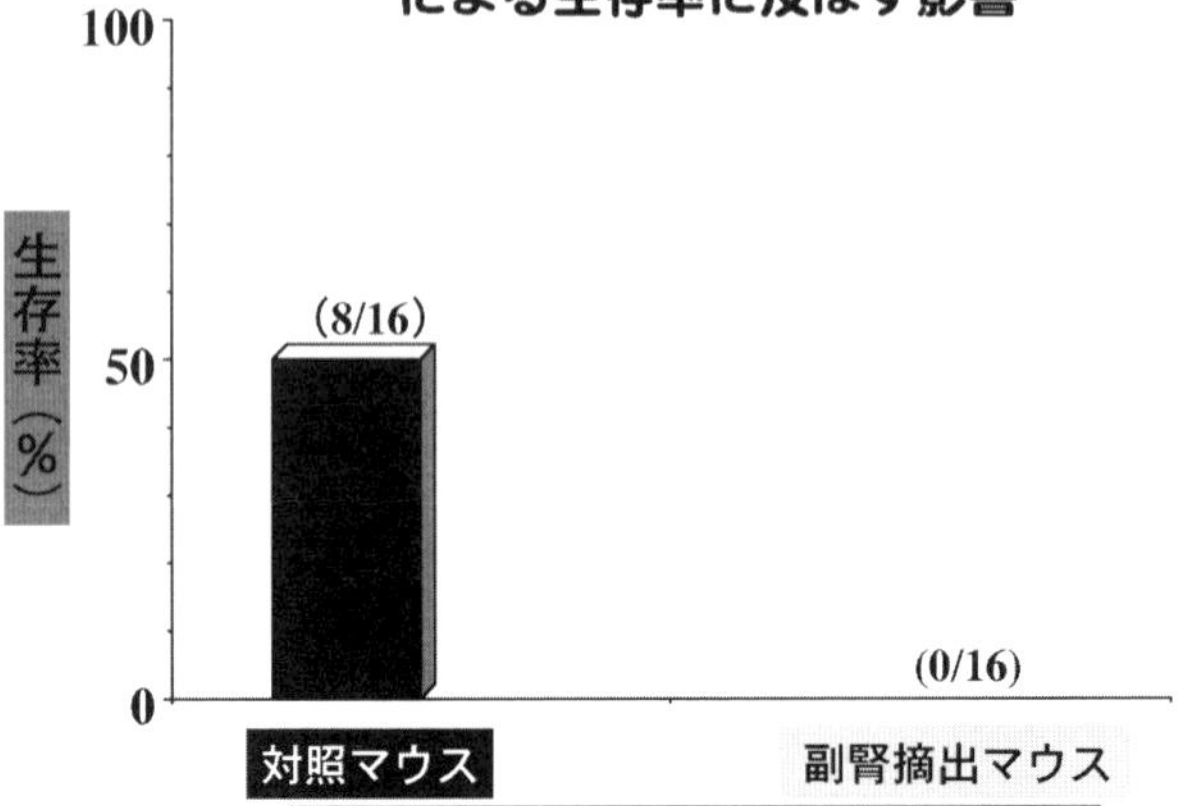
100
50
0
生存率（%）
(8/16)
(0/16)
対照マウス
副腎摘出マウス

副腎を摘出するとショックに非常に弱くなる

るLPS（リポポリサッカライド）を12㎎／kgを投与し、エンドトキシンショックを起こさせ、7日間の生存率を測定しました。結果、対照マウスでは16匹中8匹が生存、生存率は50％でしたが、副腎摘出マウスでは全匹例死亡、生存率は0％でした（図72）。

これは、副腎を取ったことにより、全臓器のHSPが低下し、ショックやストレスに対して、充分なHSPができず、傷害を受けたタンパクの修復ができないため、細胞は傷害したり、細胞死にいたり、死亡すると考えられます。

図69は、ストレスに対しての応答をシェーマにしたものです。個体にストレスが加わると、まず中枢の視床下部から、副腎皮

質刺激ホルモン放出ホルモン（ＣＲＨ）が下垂体に放出され、下垂体前葉からの副腎皮質刺激ホルモン（ＡＣＴＨ）の放出を刺激します。ＡＣＴＨは、副腎皮質からのグルココルチコイド（コルチゾール）の分泌を促進します。血中のコルチゾールが過剰になると、これが、下垂体や視床下部にはたらき、ＡＣＴＨやＣＲＨの分泌を抑制します。また、ストレスで興奮した交感神経は副腎皮質に作用してコルチゾールの分泌を促進します。また、このとき、下垂体からエンドルフィンも分泌されます。

熱ストレスの場合は、細胞自体の熱ストレスとなってＨＳＰを誘導するとともに、熱いという温度感覚が、ストレスとなって、視床下部―下垂体―副腎皮質からグルココルチコイドが分泌されます。

母の愛は子から孫へ

先に示したように、ストレスが加わるとホルモンを放出し、本能的なストレス応答を引き起こします。ラットの脳が一生を通じてストレスに対処する仕組みは、母親のスキンシップによる可能性を示すという報告が『ネイチャー・ニューロサイエンス』２００４年8月号に発表されました。

母親に充分に時間をかけてスキンシップ（なめたり毛つくろいを）してもらった仔ラットのほうが、臆病でなく順応力のある成体に成長し、自分の仔にも同じような世話をすることが分かりました。仔ラットが母ラットからスキンシップを受けている間に、脳の海馬でグルココルチコイドの受容体をつくる遺伝子の活性が高まります。母親のスキンシップを伴う養育行動は遺伝子そのものにも長期的な変化を生じさせ、ストレスレベルが、生涯厳密に制御されます。すなわち、親の環境が脳の発達に対し、脳のストレス応答を制御する遺伝子の制御的な活性化を担うということです。

お母さんがしっかり赤ちゃんを抱いてあげれば、その子が親になったときも自分の子をしっかり抱くことができるのです（ちょっと反省）。そういえば、子どもが幼いとき「いたいのいたいのとんでいけ」というと、けがをしていてもすぐに立ち直り、遊びに出かけたものです。あのとき、私は子どもに愛のストレスをおくって、子どものＨＳＰを高めてキズの治りを促進し、エンドルフィンによって、キズの痛みが消失したのかもしれないと、少し母親の立場でメカニズムを考えてみました。

9章

加温とスポーツでＨＳＰを高めて老化予防

年とともにＨＳＰは減少

私たちの体は60兆個の細胞からできています。髪の毛も、皮膚も、歯も、骨も、心臓も、肝臓もみんな細胞からできています。肝臓は、肝細胞がたくさん集まってできています。心臓は心筋細胞が集まってできています。

これら**１つ１つの細胞のＨＳＰの産生が、年をとるとともに減少していきます。**各臓器でのＨＳＰの産生量は、異なります。ＨＳＰだけでなく、消化酵素の分泌量も減少してくるので、若いときほど食べたくなくなります。これは、年をとるということ、老化ということで、病気ではありません。

ヒトは血管とともに老いる

昔から、ヒトは血管とともに老いるといわれ、血管は「老化の指標」です。この血管の一番重要な役割を果たしているのが、血管内皮細胞という血管の一番内側（血液と接している）にある細胞です。動脈硬化に関与し、血液凝固・線溶（固めたり、溶

図73　**老化とHSP**

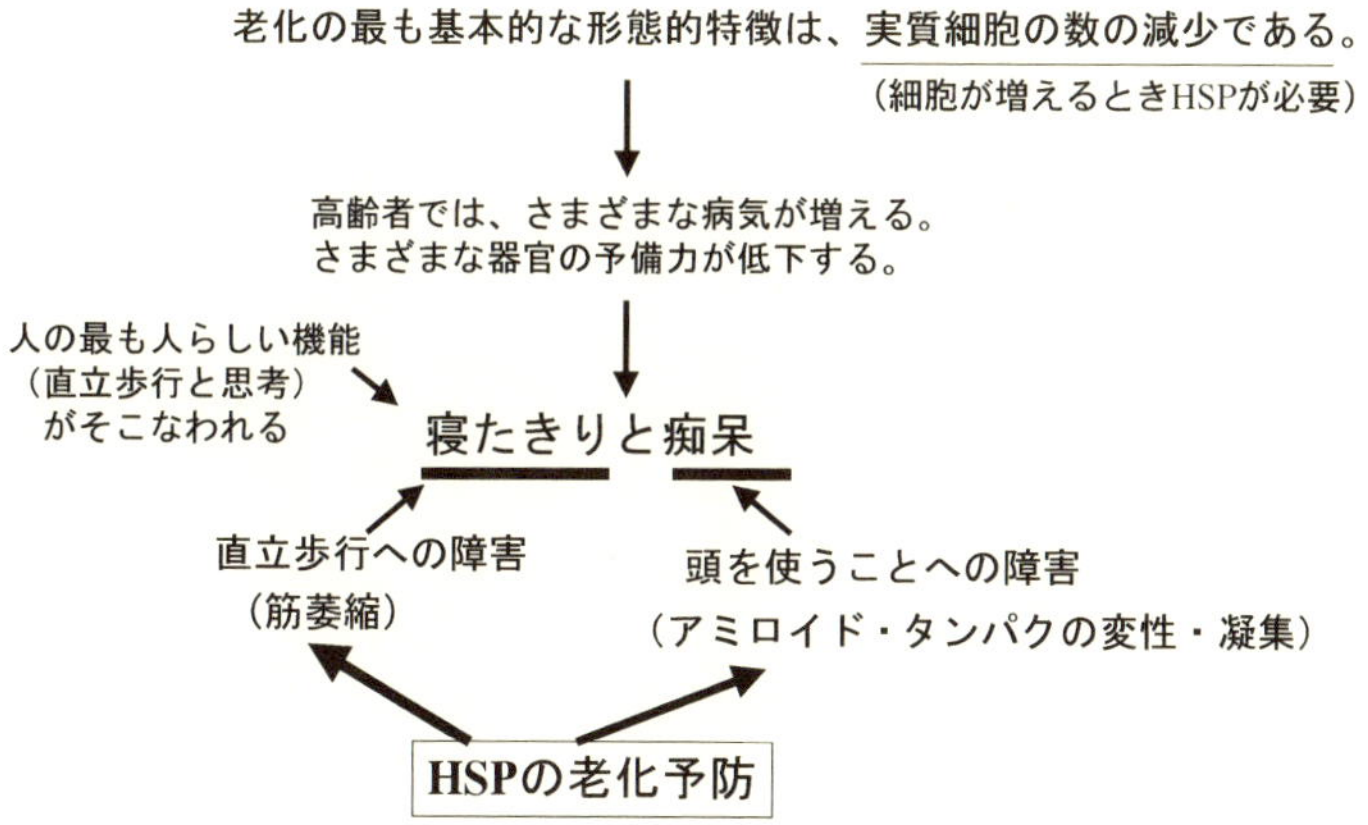
老化の最も基本的な形態的特徴は、実質細胞の数の減少である。
（細胞が増えるときHSPが必要）
高齢者では、さまざまな病気が増える。
さまざまな器官の予備力が低下する。
人の最も人らしい機能
（直立歩行と思考）
がそこなわれる
寝たきりと痴呆
直立歩行への障害
（筋萎縮）
頭を使うことへの障害
（アミロイド・タンパクの変性・凝集）
HSPの老化予防

かしたり）を調節する、とても重要な役割をしている細胞です。この血管内皮細胞を例に取ってお話ししましょう。

私たちの体は細胞の分裂と死を何度も繰り返すことで成長し、大人になると一定の状態を保っています。この状況を真似て細胞をシャーレで培養してみます。図74は、ヒトの赤ちゃんのへその緒（臍帯）の血管内皮細胞です。この赤ちゃんの血管内皮細胞を培養して、シャーレいっぱいになったら、その一部をまた新しいシャーレにまき、シャーレいっぱいになったらまた、次のシャーレにまいて、とどんどん増やしていくと（継代という）、シャーレがいっぱいになるまでの時間がだんだん長くかかるようになります。子どもはケガをしてもすぐ治るのに対し、年をとると治るのに時間がかかる現象と同じです。そして、最後はどんなに栄養を与えても、もう増えなくなります。

それが、39継代目の細胞で、写真からも分かるように細胞は大きく、細胞と細胞の間（間隙という）も広くなり、いかにも年をとったという感じになります。もう増殖しないこの細胞を仮に80歳とします。これに比べて、2継体目の赤ちゃんの血管内皮細胞は、細かい細胞がぎっしり並んでピチピチして元気そうです。この2継体目から39継体目まで血管内皮細胞のＨＳＰを測定してみました（図74）。

図74　ヒト臍帯の血管内皮細胞の年齢とHSP 70の発現量

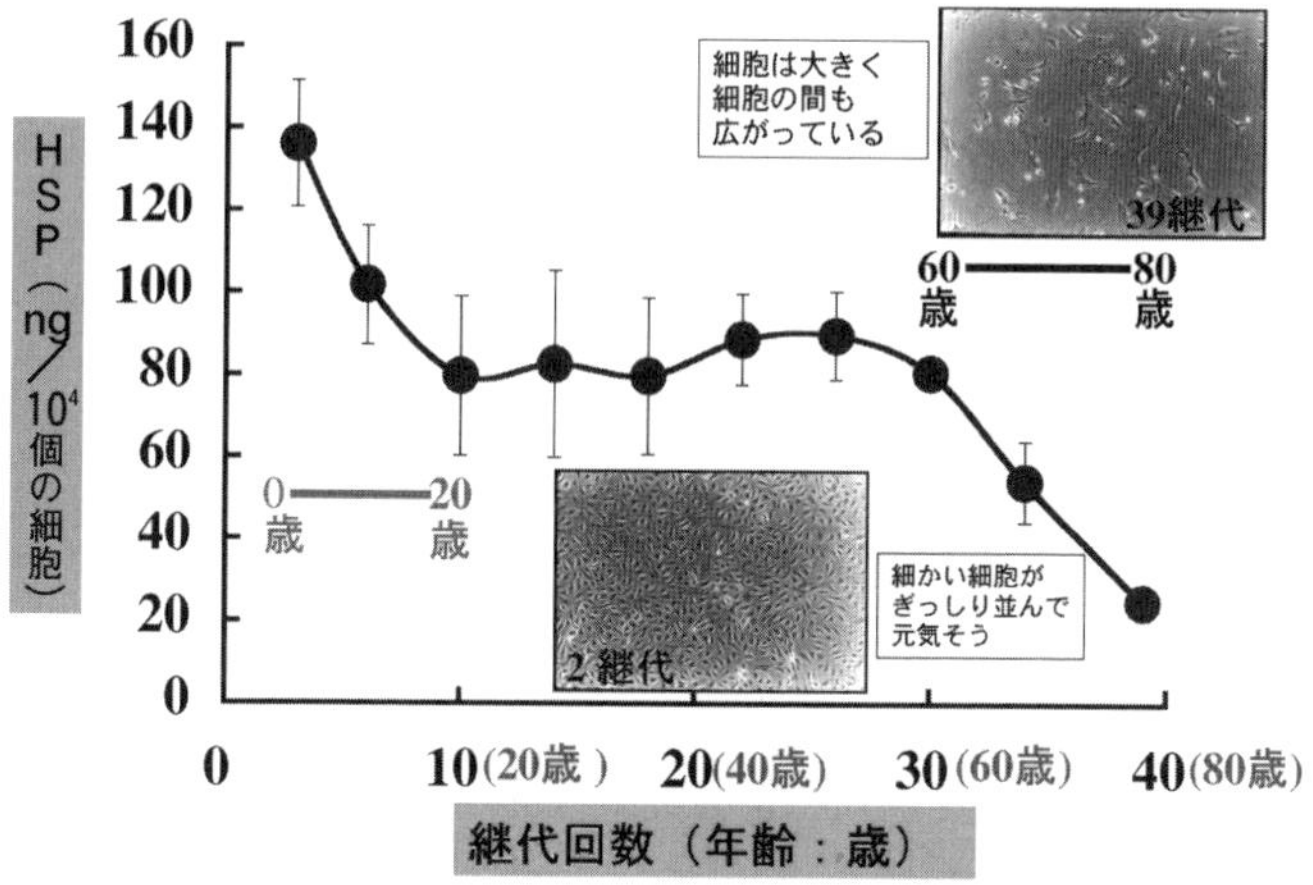
160
140
120
100
80
60
40
20
0
HSP（ng／10⁴個の細胞）
細胞は大きく
細胞の間も
広がっている
39継代
60歳
80歳
0歳
20歳
2継代
細かい細胞が
ぎっしり並んで
元気そう
0
10(20歳)
20(40歳)
30(60歳)
40(80歳)
継代回数（年齢：歳）

血管内皮細胞中のHSPは0～10継体（0歳～20歳）で急激に減少し、10～30継体（20歳～60歳）の成人ではほとんど変化がなく一定ですが、30継体以降（60歳以降）の老人では急激に低下します。このように、HSPは細胞の老化で、急激に減少します。この老化にともなう細胞のHSPの低下はどんな細胞にもいえることです。ですから、老化（特に60歳以降）にともない、さまざまなストレスに対して弱くなってくるのです。

猛暑、熱波などのストレスに弱くなる

2003年のフランスの熱波、2004年の日本の猛暑では、老人が大きな被害を

受けたのは、老人ではHSPの産生が減少しているので、ストレス（この場合は熱ストレス）に対して、防御できず傷害を受けたことによります。

最近の研究では、老人も安静時ではpH、血液ガス成分など日常生活のホメオスタシス（恒常性）は維持されているが、何かの負荷やストレスがかかったとき、予備力が低下しているため、傷害を受けやすいといわれています。**加温やスポーツなどで、日ごろからHSPを増やしておくよう心がけましょう**（図75、76）。

一般に、60歳から65歳で定年になります。それまでの多忙なストレスの多い生活から一変してストレスがなくなり、ボーッとしていると、その間にHSPは低下し、痴呆に陥ったり、ちょっとしたストレスでも傷害を受けたりします。いつも楽しくドキドキするような適度なストレスある生活を心がけましょう。

痴呆（アルツハイマー病）とHSP

アルツハイマー病は、中年期以降に進行性の記憶認知障害をきたす中枢神経系の変性疾患です。アルツハイマー病の脳の病理学的特徴は、アミロイド・タンパクの折りたたみ構造が異常（タンパク質のフォールディング病）になり脳に沈着し老人斑とし

図75　老化とともにHSPの産生は少なくなる

- **老人はストレスに弱い**
  フランス、日本での熱波での老人の死亡
  ↑
  HSPを増加させストレスに備える
- **老人は感染症にかかりやすい**
  免疫能の低下により、感染しやすい
  ↑
  HSPにより免疫能を高める
- **痴呆（アルツハイマー病）になりやすい**
  アミロイド・タンパクが異常になり脳に沈着する病気
  ↑
  HSPはタンパクの異常を防ぐ作用がある
- **老化にともない1つ1つの細胞のHSP産生が低下する**

老後は、まったくストレスがない状態より、適度なストレスで自らHSPを増加させ、健康維持に役立てる

図76　老化に対する対策

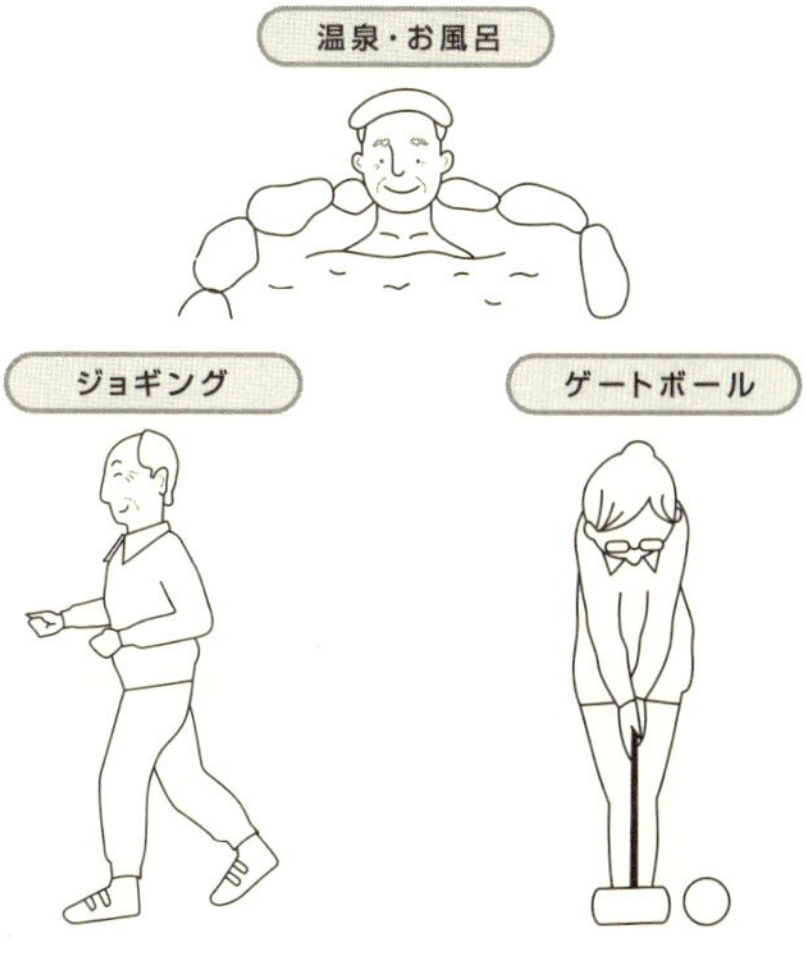
温泉・お風呂
ジョギング
ゲートボール

図77　フォールディング病（タンパクの折りたたみ構造異常）

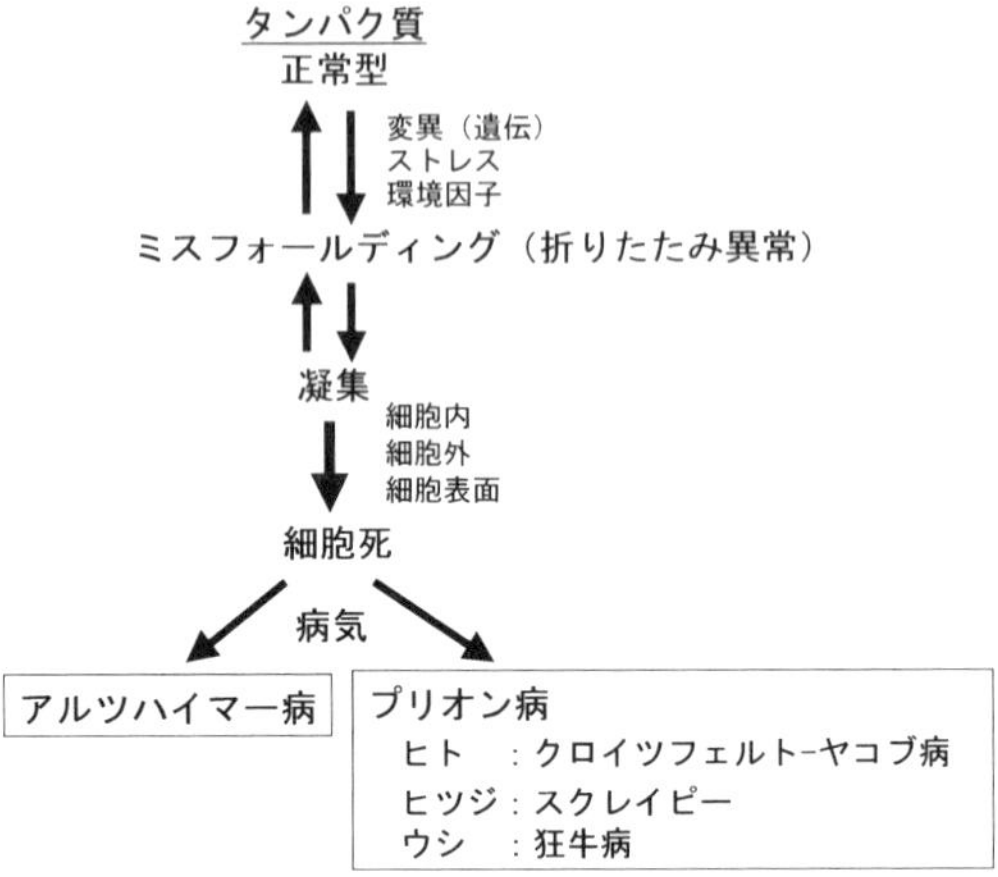

タンパク質
正常型
変異（遺伝）
ストレス
環境因子
ミスフォールディング（折りたたみ異常）
凝集
細胞内
細胞外
細胞表面
細胞死
病気
アルツハイマー病
プリオン病
ヒト　：クロイツフェルト-ヤコブ病
ヒツジ：スクレイピー
ウシ　：狂牛病

て広範に認められます。**ＨＳＰは、このアミロイド・タンパクの折りたたみ構造に関与する**といわれています。そのＨＳＰが老化にともなって低下するというわけです。

このほか、プリオンというタンパク質の構造異常による、ヤコブ病、スクレイピー、狂牛病なども本来ならば、正常なタンパク質が異常な形に変換する病気で、これらをまとめて、コンフォメーション病とかフォールディング病といわれています。

補足　プリオンは、感染性をもつタンパク粒子を意味し、前述のクロイツフェルト-ヤコブ病、スクレイピー、狂牛病に共通する病原物質に与えられた名称であり、これらの疾患は、まとめてプリオン病と呼ばれます。プリオン病の脳では、プリオン・タンパク質が凝集し異常に蓄積しています。プリオン病の原因をめぐっては、その感染性から最初はウイルス説が有力でしたが、放射線を当てても伝染性が失われないこと、ＤＮＡもＲＮＡももたないこと（遺伝子をもたない）から、これらの疾患は、病原タンパク質によって発症することが明らかとなりました。すなわち、ミスフォールディング（折りたたみ構造異常）のタンパク質が他の正常構造をもつタンパク質に作用し連続的にその構造変化を引き起こしていくわけです。

だれでも年をとればアルツハイマー病を発症するリスクをもっています。アルツハイマー病とプリオン病は、原因は異なりますが、その病的プロセスは共通している点が多く、これらの原因は、タンパク質のフォールディング異常です。そして、この**タンパク質のフォールディングに関与しているのが、ＨＳＰです**。今日の、死亡原因の大半は、悪性腫瘍、脳梗塞、心筋梗塞であり、また、増加の一途をたどるエイズがあります。しかし、今後は、このフォールディング病にも目を向けていかなければならなくなるでしょう。

うつ病――細胞の元気がない

うつ病とＨＳＰの関係についてはほとんど報告はありません。なかでもわずかに、うつ病患者さんのＨＳＰの構造に異常があるという報告から、ＨＳＰがさまざまな原因で産生できない、または誘導されず、細胞のＨＳＰが減少しており、そのため細胞に元気がないのではないかと考えています。

気分がうつがちになったら、温泉やサウナに出かけたり、スポーツをしてＨＳＰを増加させてください。

最近の研究では、遺伝子・ＤＮＡからＨＳＰのアミノ酸配列の情報を写し取るコピー屋さんのメッセンジャーＲＮＡに構造異常があるという報告があります。つまり、正しいアミノ酸配列のＨＳＰができないから、ＨＳＰの作用である、細胞を強くする、元気にすることができないのです。

また、うつ病では、大げさな学生さんでお話ししたストレスで副腎皮質から分泌される血中コルチゾールが非常に高いことが分かっています。やはり、うつ病では、体にストレスが負荷されているという証拠でしょう。

これに対して、最近よくいわれるＰＴＳＤ（心的外傷後ストレス傷害）では、コルチゾールは、意外と少ないのだそうです。ＰＴＳＤというのは、心に残る非常に大きな出来事が起こったとき、何度もその出来事を思い出してしまうというストレス障害の１つです。ＰＴＳＤは、大切な人が亡くなったときなどに起こりやすいのです。また、新潟地震のような大地震や、戦争など大きな事件が起こったとき、大きな音を聞くとそのことを思い出して何もできなくなってしまうのです。ＰＴＳＤはストレス・

ホルモンが多いわけでもなく、決まった症状もなく、決まった診断過程もなく、決まった治療法もないということで、真実性が疑われたこともありましたが、記憶をつかさどる海馬がＰＴＳＤの患者さんでは少し萎縮しているということが明らかになりました。

補足　ＰＥＴ（ペット）はうつ病の診断・研究に利用できるのです。うつ病では神経と神経の接合部（シナプス）での情報伝達物質である「セロトニン」や「ノルアドレナリン」が不足していて、情報が神経から神経にうまく伝達できないことが原因といわれています。よって、セロトニンやセロトニンの受け取り手（受容器）をポジトロンで画像化できれば、私たちの心を画像化できることになります。そうなればうつ病の治療に大いに役立つでしょう。

10章

ガンの温熱療法最先端

1℃の差が細胞の生死を決める

ガンの温熱療法の原理は、「温度」と「正常組織とガン組織の血管の違い」にあります。

一般に、細胞は42℃以下では、何時間加温してもほとんど死ぬことはありません。ところが43℃で加温すると、細胞はすぐに死んでしまいます（図78）。細胞は42℃では生きていますが、43℃では死滅します。この1℃の差が、細胞の生と死を分けます。人間の体は60兆個の細胞からできています。細胞の反応を総合したものが、私たちの体です。42℃と43℃以下では、細胞死のメカニズムが異なります。

それともう1つは、「血管構築の違い」です。本来、血管は温めれば広がり、血流が増加します。ですから正常組織では、体に温熱を加えると、その熱は早くなった血液の流れで、すぐに運び去られてしまいます。つまり、正常組織を加温しても、その部分の温度はそれほど高くなることはありません。

一方、ガン組織の血管は、どんどん増えるガン細胞に栄養を補給するため、どんどん新しい血管がつくられます。しかしその血管は神経支配を受けておらず、未熟でぼ

図78　細胞の温度感受性

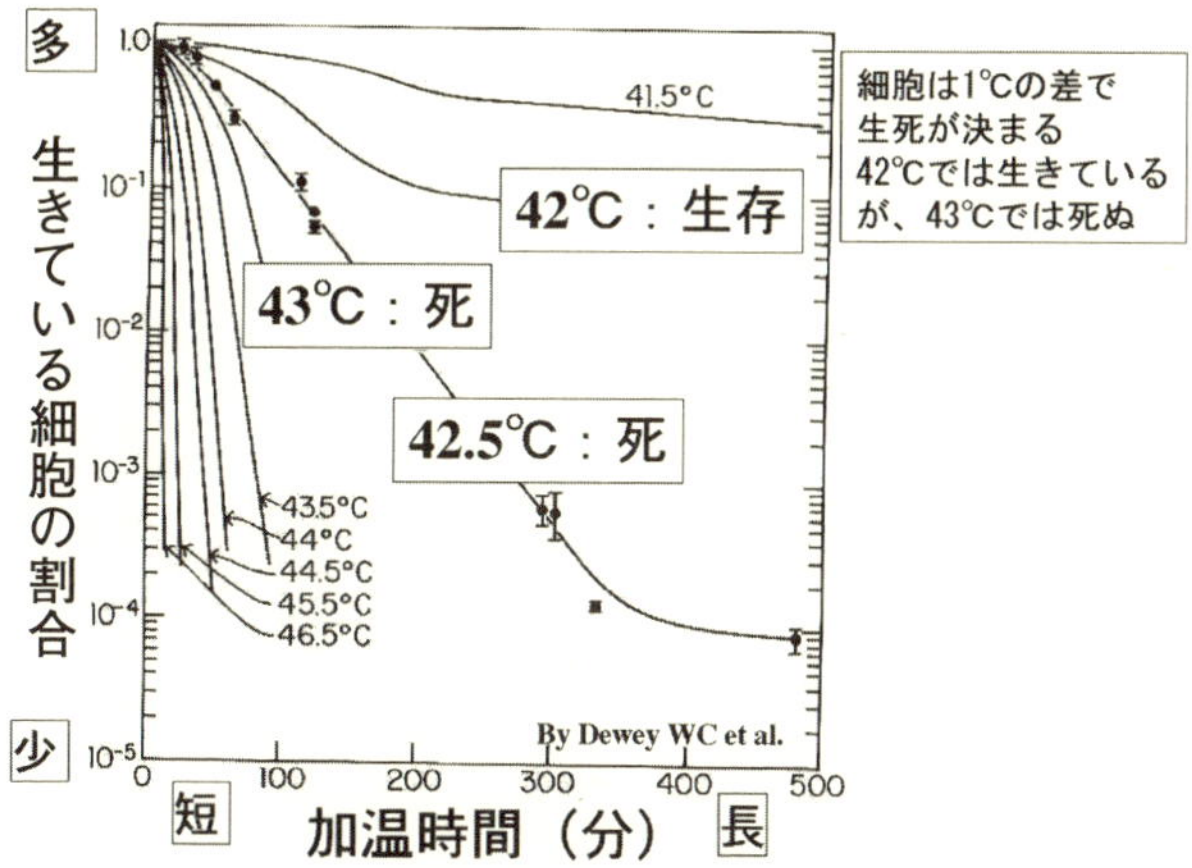
多
少
生きている細胞の割合
1.0
10-1
10-2
10-3
10-4
10-5
41.5°C
42℃：生存
43℃：死
42.5℃：死
43.5°C
44°C
44.5°C
45.5°C
46.5°C
By Dewey WC et al.
0
100
200
300
400
500
短
加温時間（分）
長
細胞は1℃の差で
生死が決まる
42℃では生きている
が、43℃では死ぬ

図79　正常・ガン組織の血管構築

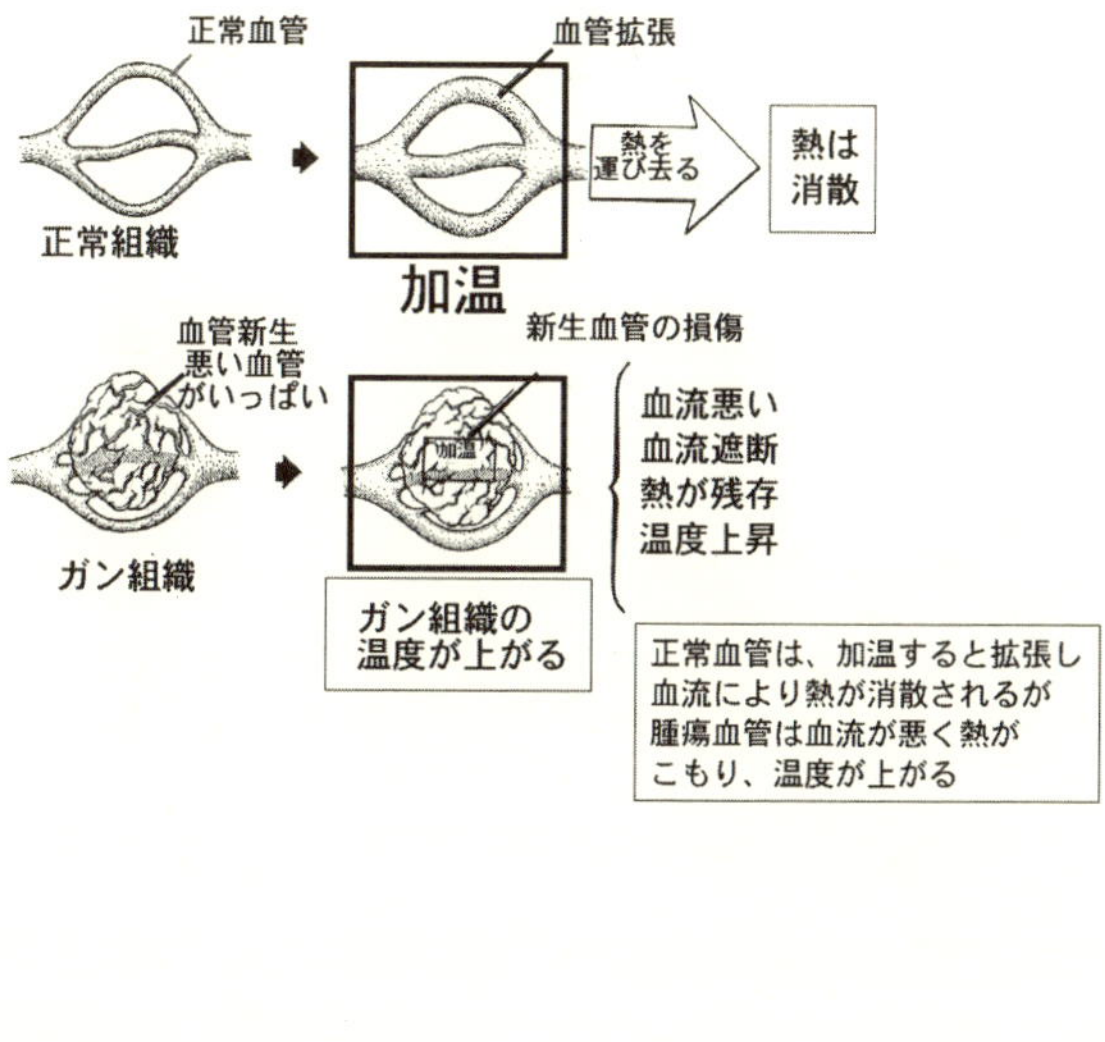
正常血管
血管拡張
熱を
運び去る
熱は
消散
正常組織
加温
血管新生
悪い血管
がいっぱい
新生血管の損傷
加温
血流悪い
血流遮断
熱が残存
温度上昇
ガン組織
ガン組織の
温度が上がる
正常血管は、加温すると拡張し
血流により熱が消散されるが
腫瘍血管は血流が悪く熱が
こもり、温度が上がる

ろぼろの弱い血管です。血管に温熱を加えても、血管は広がりませんし、血流も早くなりません。ですからガン組織に温熱を加えると、熱は逃げられず、ガン組織にこもり、ガン組織の温度は上がります（図79）。

たとえば、外から周囲を44～45度℃で温熱をかけると、正常組織では血流が約7倍になります。熱はどんどん運び去られて、41～42℃になるので細胞は生存します。これに対して、ガン組織は、血管が広がらないため、熱がこもって、43℃以上となり、ガン細胞は死滅します。正常の細胞は生き、ガン細胞は選択的に死んでいきます。

補足　なぜ43℃なのか、なぜ43℃で死ぬのか「43℃」に大変興味をもちました。かつて血液の研究をしていた私は、細胞致死温度43℃が血液においてどんな意味をもつのか検討してみることにしました。

まず、いろいろな温度で、血液が固まるまでの凝固時間を測定してみました。その結果、43℃を境に血液の凝固時間が延長しました。次に、けがをしたとき傷口をふさいでくれる血小板について、各種温度で、血小板の凝集能（くっつき）を測定したところ、43℃を境に凝集しなくなりました。また、血液の固まるもとであるフィブリノーゲンという成分をいろいろな温度で固め、走査顕微鏡で見てみると、43℃を境に構造が変化しました。その他、プロスロンビンなどの血液凝固因子も43℃を境に活性が低下しました。

つまり、43℃という温度は、細胞の致死温度であるだけでなく、血液が固まってしまう臨界温度だと

図80　予備加温により誘導されたHSPによる細胞防御作用（温熱耐性）

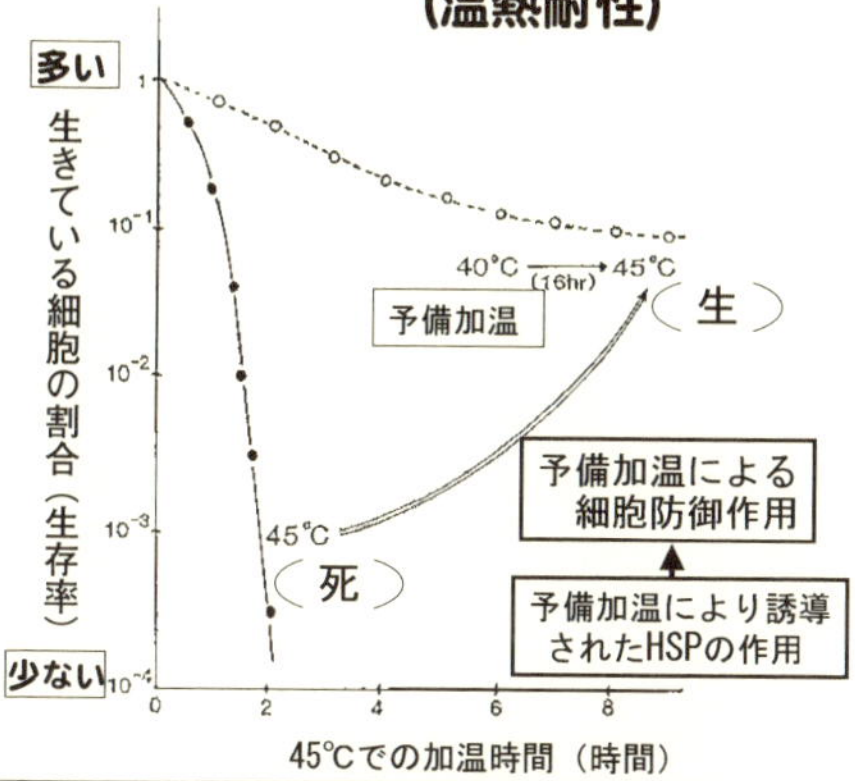
多い
生きている細胞の割合（生存率）
少ない
1
10⁻¹
10⁻²
10⁻³
10⁻⁴
0
2
4
6
8
40°C → 45°C
(16hr)
生
予備加温
予備加温による細胞防御作用
45°C
死
予備加温により誘導されたHSPの作用
45℃での加温時間（時間）

温熱耐性：あらかじめ細胞が死なない温度で加温しておくと次に細胞が死ぬ温度で加温しても細胞は死なない

いえます。加温する熱は、タンパクの構造に影響を与えます。温度が高くなれば、タンパクの構造に異常が起こります。血液凝固に関係するさまざまな成分も、実はタンパク質でできています。そのため血液凝固系も43℃で異常が起こってくるのです。

毎日はできない温熱療法

温熱療法は、抗ガン剤や放射線のような副作用がないので、毎日できると効果的なのですが、細胞は一度加温すると、熱に対する「耐性」ができ、同じように加温してもガン細胞は死なくなります（図80）。細胞がほとんど死なない40℃であらかじめ加温して、16時間後に、細胞が必ず死ぬ45℃で加温すると、細胞は死にません。このように熱に対して強くなる現象を「温熱耐性」といいます。

この温熱耐性の原因が、熱ストレスでできる「ＨＳＰ」なのです。このときのＨＳＰも加温２日後をピークに、４日後まで増加します。ＨＳＰが増加１～４日間は加温しても効果がありません。よって、ガンの温熱療法は、週に１～２回のペースでおこなわれます。すなわち、１回目の加温でできたＨＳＰは、次にくる熱ストレスから細胞を守り、死なないようにしているのです。

ガン治療では、ガン細胞が死なないのは大変困った問題です。しかし視点を変えてガン細胞ではなく正常細胞を加温することを考えてみると、あらかじめ加温しておくと、正常細胞が死ぬほどの温熱ストレスを与えても死滅しないのですから、正常細胞は強くなっています。これは、正常細胞を傷害性ストレスから守るすばらしい生体防御手段となり、新しい方向性が見えてきます。

ＨＳＰは、温熱ストレスだけでなくどんなストレスでも誘導され、どんな傷害性ストレスに対しても防御効果を発揮します。前述したようにトランプのカードでいえばジョーカーのような存在なので、どんなストレスにも通用する切り札となります。

ではＨＳＰはなぜ、さまざまな細胞ストレスに対して広範囲に細胞を強くすることができるのでしょうか。その理由の１つは、どんな生物でも、共通の過程をへて傷害され死にいたりますが、ＨＳＰはその「共通の過程」を抑制できるからです。たとえば細胞の傷害は、ほとんどがタンパクの傷害です。細胞はタンパク質の折りたたみ構造が異常になり変性して（不良タンパク）、その機能を失います。ＨＳＰはそのときに異常になったタンパクを見つけ、修復したり、分解を促進して細胞を救ってくれるのです。

前述したように、細胞の死に方は「壊死」と「アポトーシス」の2種類があります。ＨＳＰはそのどちらの死に際しても「死ぬのはちょっと待って」と、細胞を強化しています。すなわち、ＨＳＰは細胞死にかかわる重要なところに直接作用して、抑制的にはたらきます。よって、ＨＳＰは細胞を強くすることができるのです。

この話は、第1章でも述べましたが、ＨＳＰを誘導させるためのマイルド加温療法がさまざまな疾患に有効であることを実証するとても重要な基礎的原理です。

ガンのまわりの正常細胞も、加温でＨＳＰが増加

ガン細胞のあるところだけを加温して、43℃以上にし、ガンを死滅させる方法を「局所加温」といいます。このとき、ガン細胞を43℃に加温すれば、理論的にはその

まわりの正常細胞は43℃より低い41〜40℃（43℃より低いので細胞は死なない）になり、ＨＳＰが増加します。ＨＳＰが増加すれば、細胞は強くなり、ガンの攻撃に備えることができます。

■放射線療法や化学療法との併用に効果

温熱療法は、放射線療法や化学療法と併用すると非常に効果的です。

実は、細胞には周期があります。左ページ図のように、遺伝子であるＤＮＡを合成するＳ期、ＤＮＡ合成後期のＧ２期、分裂・増殖するＭ期、ＤＮＡ合成前期（休んでいる）Ｇ１期、という細胞周期を繰り返しています。正常の細胞は、この周期がゆっくりしているか、あるいはＧ１期でズーッと休んでいます。

たとえば、肝臓は肝細胞という細胞がたくさん集まってできていますが、肝臓の大きさは常に一定です。これは肝臓の細胞が、いつも細胞周期のＧ１期にあり休んでいてほとんど増えないからです。でも、肝臓を移植するために半分切り取ってしまうと、肝臓の細胞は分裂・増殖をしはじめ、Ｓ—Ｇ２—Ｍ—Ｇ１—Ｓ—Ｇ２—Ｍ—Ｇ１と何度も繰り返してどんどん細胞が増えていきもとの大きさになります。そして、もとの

図81　**細胞周期**

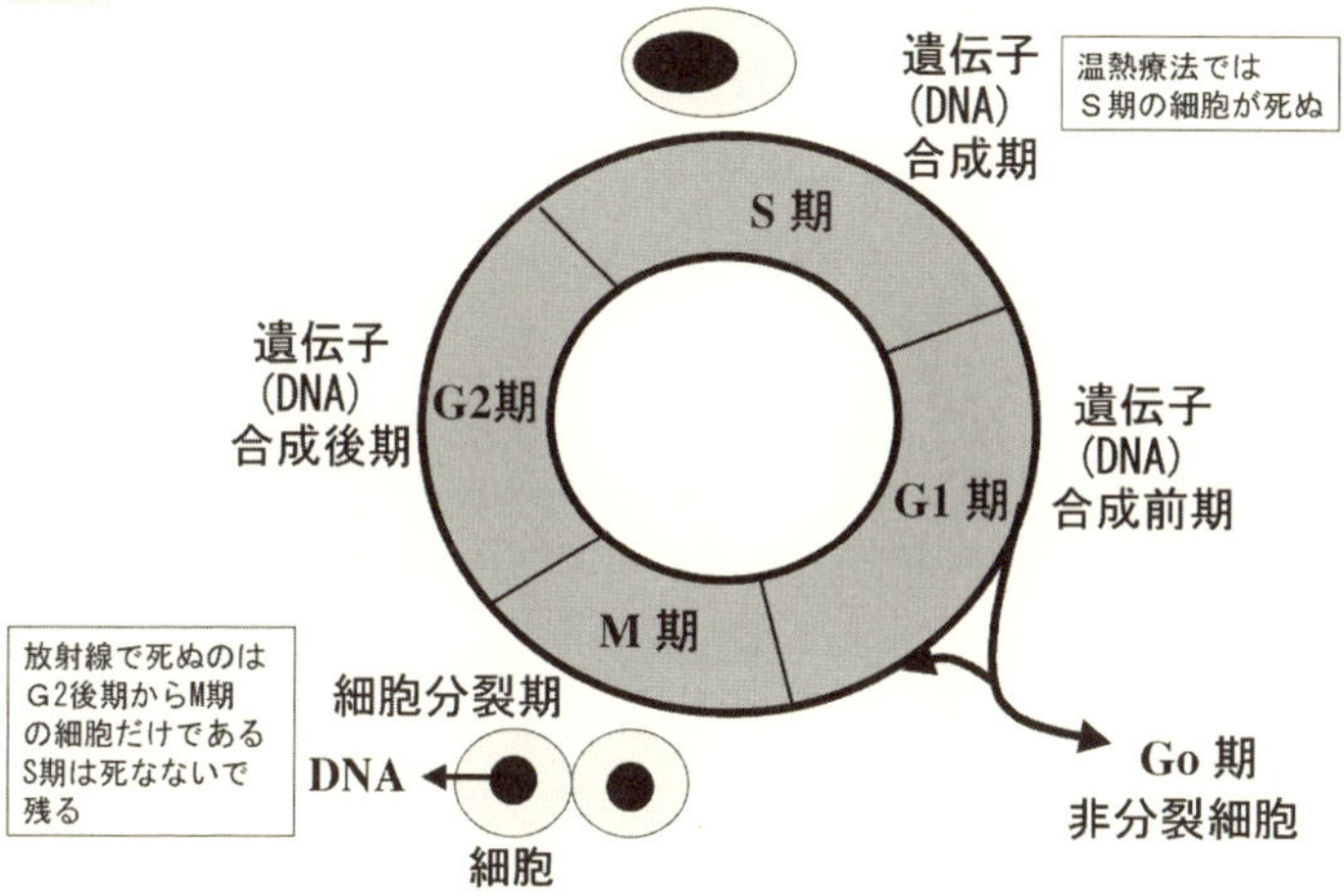
遺伝子
(DNA)
合成期
温熱療法では
S期の細胞が死ぬ
S 期
遺伝子
(DNA)
合成後期
G2期
G1 期
遺伝子
(DNA)
合成前期
M 期
放射線で死ぬのは
G2後期からM期
の細胞だけである
S期は死なないで
残る
細胞分裂期
DNA
細胞
Go 期
非分裂細胞

大きさになると増殖が止まります（止まらずにどんどん増えるのがガンです）。

補足　たとえば、正常細胞をシャーレにまくと、分裂・増殖をはじめます。シャーレいっぱいに広がると、正常細胞はそこで増殖をストップし、けっして二層になることはありません。シャーレの培養だから起きたことではありません。血管内皮細胞は、血管の一番内側に広がっていって、そこをうめつくしたら止まります。しかも自分が何回分裂したかを覚えています。

老化のところで血管内皮細胞について述べましたが、臍帯（赤ちゃん）の血管内皮細胞は、分裂・増殖をシャーレのなかで40回繰り返しました。しかし、ガン細胞はどんどん分裂・増殖し、シャーレいっぱいになったら、一層の上に重なり、さらに、上に重なり（これを重層化という）塊のようになっていきます。

細胞は何を基準に増え続けるのでしょうか。

細胞は分裂するとき、ＤＮＡを複製して２つに細胞が分裂します。ＤＮＡの先端の部位は「テロメア」と呼ばれる特別な構造の繰り返しになっています。そして、ＤＮＡが複製するたびに、テロメア領域は、末端からテロメアが１つずつ取れて、短くなっていきます。よって、テロメアは、ＤＮＡ複製回数を計るカウンターといえます。自分が何回分裂したかを記憶しているのです。

ガン細胞はこれとは様子が違って、「テロメアアーゼ」というテロメアを伸長させる酵素があります。そして、多くのガン細胞では、強いテロメアアーゼ活性をもっているため、分裂してもＤＮＡは短くなりません。ですから、ガン細胞は、いつまでも増殖が続けられるのです。このテロメアアーゼが発見された当時は、これを正常細胞にも利用すれば、不老不死の薬になるのではないかと注目されました。

放射線と温熱療法の併用は、お互いの欠点を補いあう

ガン細胞の細胞周期も、正常細胞と同じS—G2—M—G1ですが、細胞周期が早く、休みなく増え続けます（お休みのG1期が短い、すなわち休まず増え続けます）。

また、ガン組織の細胞は、いろんな周期の細胞が混ざっています。S期にいるもの、G2期にいるもの、M期にいるもの、G1期にいるものと、みんなそれぞれで、同じではありません。

放射線は、どんどん分裂・増殖している細胞によく効きます。ですから、どんどん増え続けるガンの治療に使われるのです。

ですから、放射線治療で死ぬのは、G2～M期の分裂・増殖している細胞です。S期にいる細胞は死なずに生き残っています。ちょうど都合の良いことに、**温熱療法では、放射線で殺せなかったS期の細胞を殺します。**ですから、放射線治療をしたあとにすぐに温熱療法を併用すると非常に効果的にガンをやっつけられるのです。

それから、もう1つ、温熱療法を併用すると良いことがあります。放射線を当てる

と、遺伝子に傷がつくためにガン細胞は死んでしまいますが、細胞はある程度の傷は自分で治して、生き返ってしまいます。ところが、放射線を当てたあと、すぐ温熱をかけると、**遺伝子の傷を治すことができなくなり、ガン細胞は死にやすくなります。**すなわち、温熱療法を併用すると、放射線で殺せなかったガン細胞を殺してくれ、ガン細胞を死にやすくするのです。

化学療法と温熱療法の併用は、抗ガン剤の量を激減

放射線と同じように、抗ガン剤も遺伝子に傷をつけてガン細胞を殺します。抗ガン剤も温熱療法を併用すると遺伝子の傷を治すことができなくなるため、ガン細胞は死にやすくなります。

また、温熱を加えると、血管が広がって、血流が良くなりますので、**抗ガン剤がガン細胞に取り込まれやすくなります。**私たちの研究では、温熱療法を併用すると抗ガン剤の濃度を５分の１〜10分の１に減らしても同じ抗ガン剤の効果が得られています。

図82は、ＮＡＬＭ－６という白血病細胞に、41℃の温熱とアドリアマイシンという抗ガン剤を併用した効果を示します。41℃で何時間加温しても、白血病細胞はまった

図82　**白血病細胞(NALM-6)の抗ガン剤と温熱の併用療法**

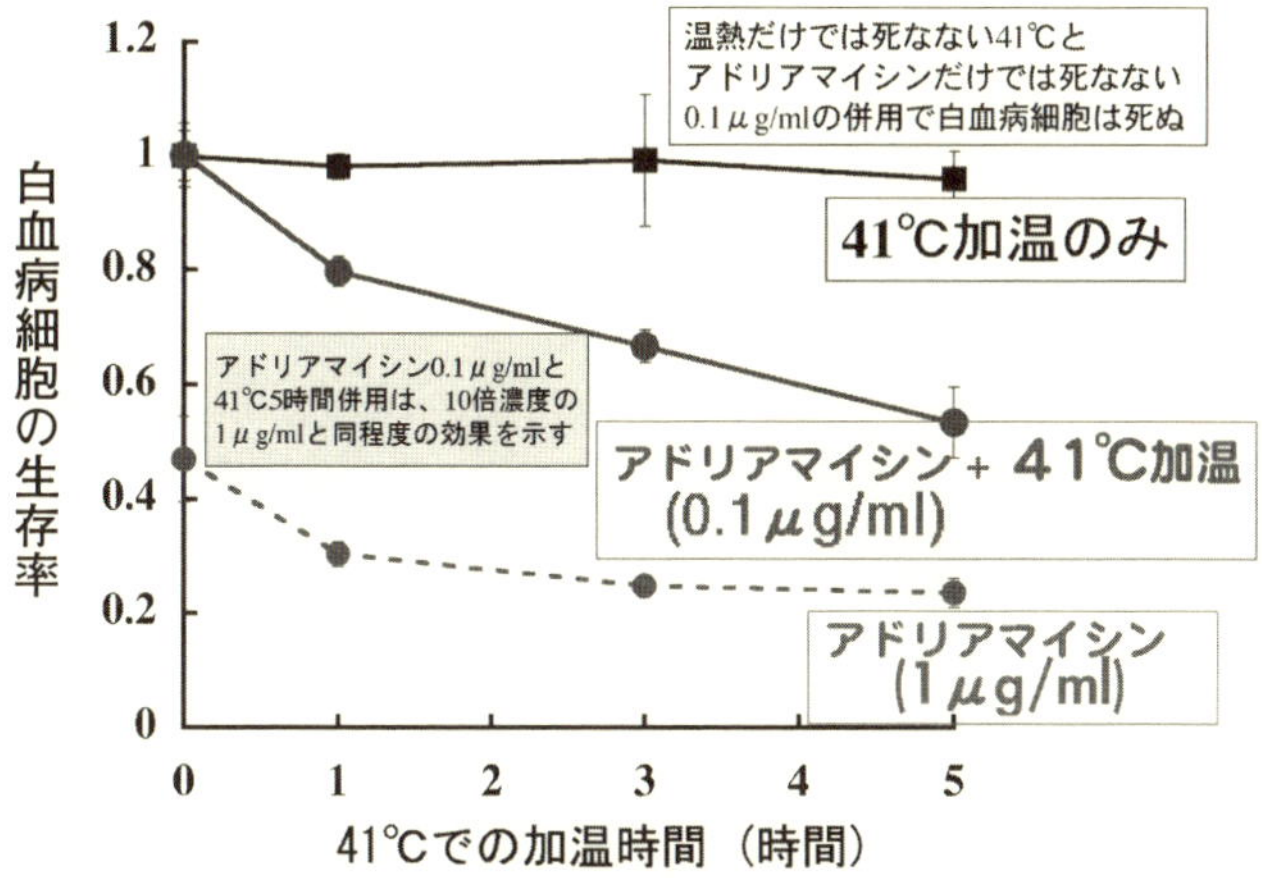
温熱だけでは死なない41℃と
アドリアマイシンだけでは死なない
0.1μg/mlの併用で白血病細胞は死ぬ
41℃加温のみ
アドリアマイシン0.1μg/mlと
41℃5時間併用は、10倍濃度の
1μg/mlと同程度の効果を示す
アドリアマイシン＋41℃加温
(0.1μg/ml)
アドリアマイシン
(1μg/ml)
白血病細胞の生存率
41℃での加温時間（時間）
1.2
1
0.8
0.6
0.4
0.2
0
0
1
2
3
4
5

く死にません。濃度を0・1㎍／mℓに減らしたアドリアマイシンと、41℃で5時間の加温を併用すると、白血病細胞は0・5（半分）になります。この効果は、10倍の濃度のアドリアマイシンを使用したときと同じ効果です。すなわち、アドリアマイシンは、白血病細胞が死なない低い温度（41℃）でも同時に使うと、10倍濃いアドリアマイシンと同じだけ白血病細胞を殺す効果が出るということです。

　抗ガン剤での化学療法は、副作用が強く、吐いたり、髪の毛が抜けたりと大変苦しいのですが、**温熱療法を併用して、抗ガン剤の量を減らせれば、副作用も軽減することができます。**

■ＨＳＰが抗原提示能を増強

ここまでは（図82は新しい研究結果）、すでに今までいわれてきたガンの温熱療法です。

ここからは、最近のホットな話題です。最近、ＨＳＰの研究が進み、免疫にも関与することが分かってきました。まず、加温すると免疫力が増強します。加温により誘導されるＨＳＰも、ガンや細菌を食い殺すナチュラルキラー細胞の活性を高めます。そして、**さらにＨＳＰが「抗原提示」を増強することが分かりました**（図83）。ＨＳＰはガン細胞の抗原提示のみでなく、細菌やウイルスの抗原提示も増強しますが、ここでは、ガン細胞について説明します。

抗原提示とは、細胞の「印」をはっきりさせてリンパ球に知らせることです。リンパ球がガン細胞を攻撃するときは、「あの細胞はガン細胞だ」としっかり認識する必要があります。しかし、ガン細胞は「私はガン細胞です」という印をあまり強く提示しません。そのため、リンパ球は、気がつかないで素通りしてしまいます。そのときに、ＨＳＰがたくさんあると（加温で増やしてあげると）ＨＳＰがガン細胞という抗

図83

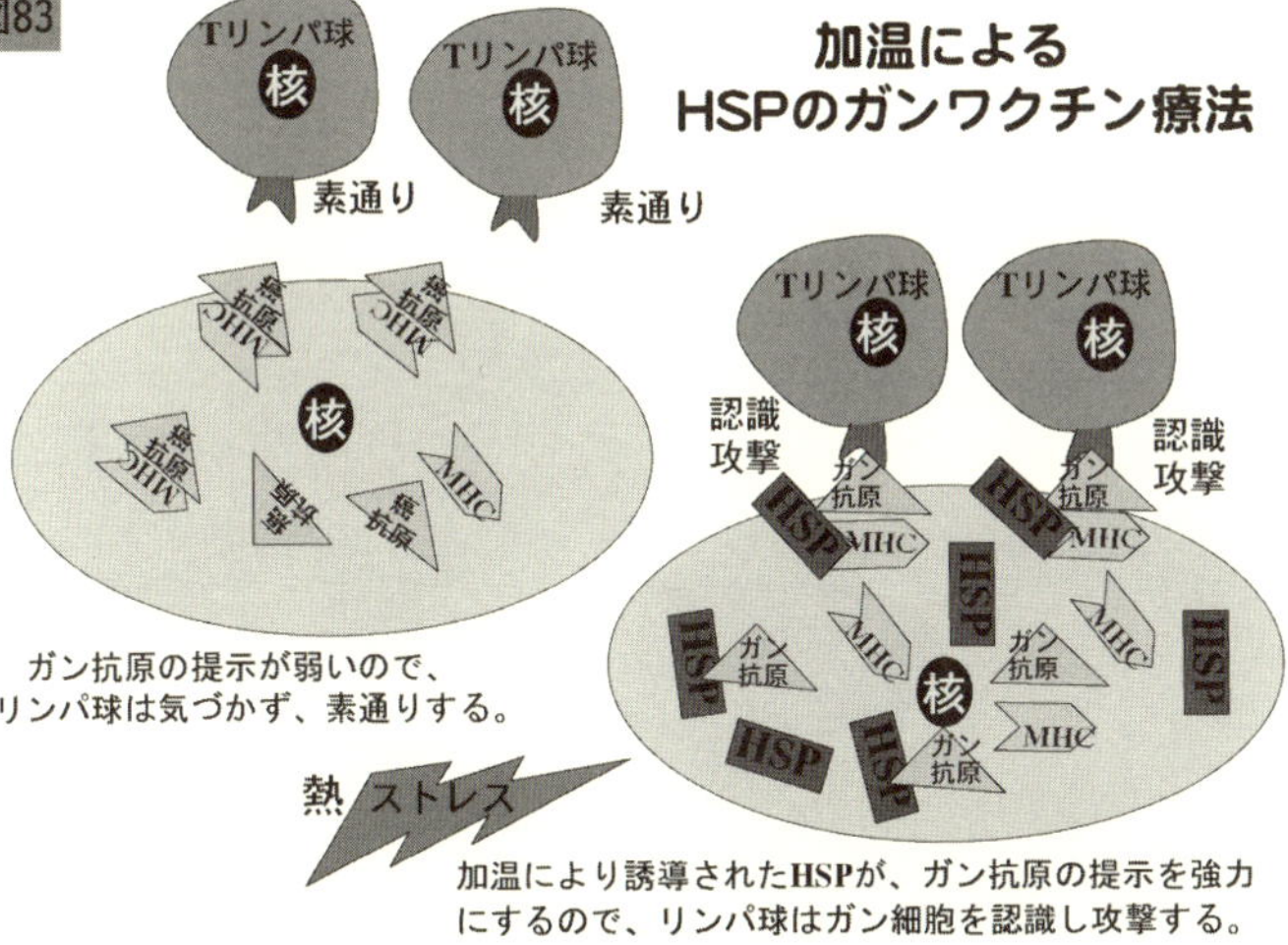
加温による
HSPのガンワクチン療法
Tリンパ球
核
素通り
Tリンパ球
核
素通り
病原
抗原
MHC
核
ガン抗原の提示が弱いので、
リンパ球は気づかず、素通りする。
Tリンパ球
核
Tリンパ球
核
認識
攻撃
認識
攻撃
ガン
抗原
HSP
MHC
核
熱ストレス
加温により誘導されたHSPが、ガン抗原の提示を強力
にするので、リンパ球はガン細胞を認識し攻撃する。

原（ガン抗原）とくっつき、ガン抗原が自らの細胞膜の上に出てきて「私はガン細胞ですよ」と強く提示します。そうすると、リンパ球はすぐにガン細胞を見つけて攻撃することができます。すなわち、**加温するとＨＳＰが増えて、ガン細胞だと認識しやすくするので、リンパ球がガン細胞を攻撃しやすくなるわけです。これを「ガンの免疫ワクチン療法」**といい、いま注目を集めています（図83）。

補足　今話題のガンの「ＰＥＴ（ペット）検査」とは、正式な名前をポジトロン断層撮影法（Positron Emission Tomography）といいます。Ｘ線ＣＴと似たドーム状の装置で、心臓や脳、ガンの組織を断層画像（輪切り）として、病気の原因や症状を的確に診断する新しい検査法です。この検査では、ポジトロンを放

図84　**ガンの診断で優れた効果を示すPET測定の原理**

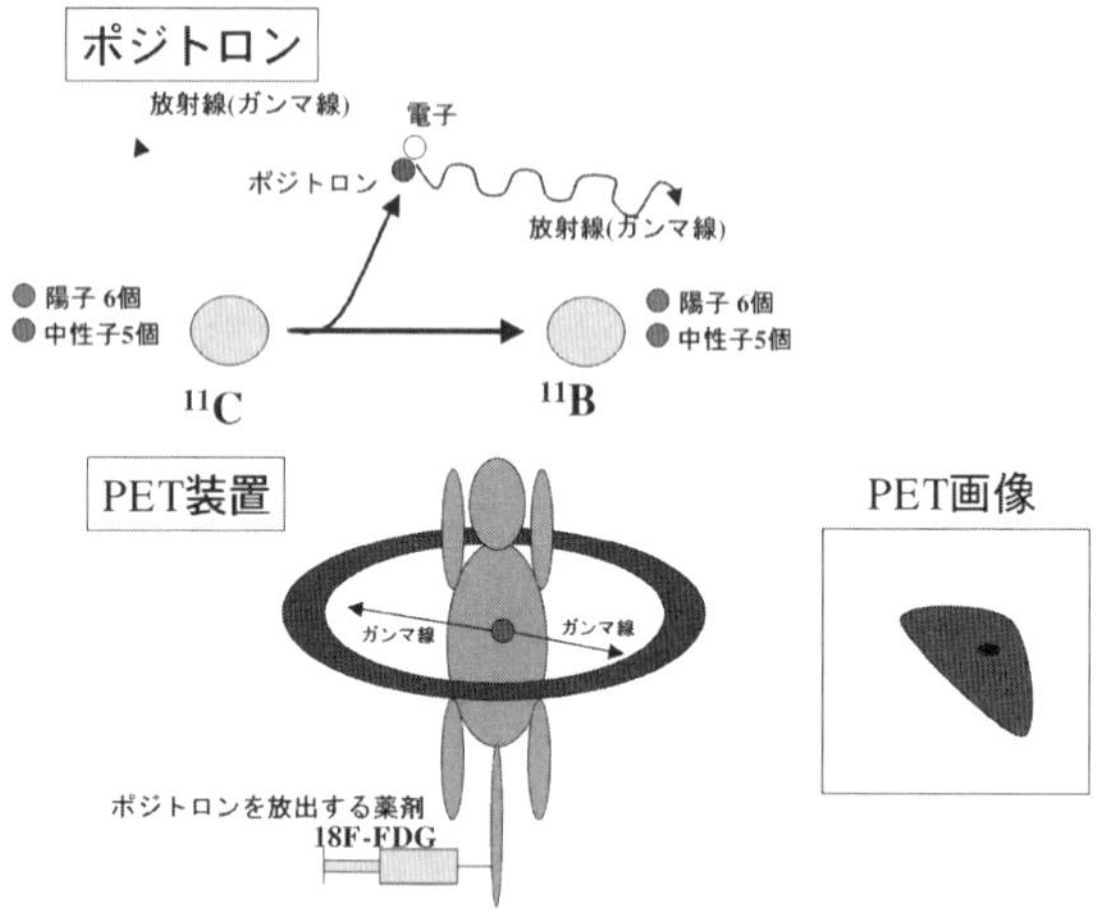
ポジトロン
放射線(ガンマ線)
電子
ポジトロン
放射線(ガンマ線)
陽子 6個
中性子5個
11C
陽子 6個
中性子5個
11B
PET装置
ガンマ線
ガンマ線
PET画像
ポジトロンを放出する薬剤
18F-FDG

出する薬剤を静脈注射したり、呼吸により吸入して、薬剤が体のなかを循環し脳、心臓ガン組織に集まる様子をPET装置で撮影します。投与する薬剤の種類により、脳、心臓、ガン組織などの診断ができます。

ポジトロンとは、プラスの電荷をもった電子ですから、普通のマイナスの電荷をもつ電子とお互い引き寄せあって、ポジトロンは普通の電子と結合します。この結合の瞬間にポジトロンも電子も消滅して、2本の放射線（ガンマ線）を正反対の方向へ放出します。この放射線をPET（ペット）装置で撮影して、体の中のポジトロンの様子を画像（写真）にします（図84）。ガン細胞は、正常細胞より分裂が盛んなため、たくさん栄養（グルコースという糖）が必要です。そこで、18F－FDG（フルオロデオキシグルコース）というポジトロンのグルコースの薬剤を静脈注射すると、ガンの病巣にたくさんその薬剤が集まります。その様子をPET（ペット）装置で撮影すると、ガンの位置、大きさが分かります。特に、この検査では、ガンの転移や、手術で取り残しのガンなどMRIやCTでは検出することができない非常に小さなガンの検出にも有効です。今、一番注目されているガン診断装置です。

■QOLが顕著に改善した、悪性黒色腫の患者さんの症例

左足全体に悪性黒色腫（こくしょくしゅ）が転移し、激痛のため麻薬を使用していた患者さんに、加温療法をおこなっています。週2回の遠赤外線加温装置での加温では、目的を3つに分けています。まず第1は、加温による疼痛（とうつう）緩和、そして第2は全身の免疫能を高めることと、正常の細胞や、少し弱っている細胞のHSPを高め、細胞を元気にすること、そしてガンの転移、侵襲を防ぐことを目的に全身加温（下肢腫瘍部は高めに設定）を40分加温します。第3は、下肢腫瘍部を中心に腫瘍細胞の壊死（えし）と加温により誘導されたHSPによるガン免疫ワクチン作用を期待して、かなり強めの温度（皮膚温度42〜44℃）で30分加温します。

　このような加温をはじめてからは、麻薬を使用しなくても痛みがなくなり、疼痛緩和に大変役立っています。また、麻薬使用もあって、食欲も減退していましたが、加

温をはじめてからは食欲も出てきて、「何よりも夜もぐっすり眠れるのがうれしい」と明らかなQOLの改善が認められています。この患者さんの場合は、皮膚の上にできているガンですから、加温がしやすく、先ほど述べた、ガンの免疫ワクチン療法も期待できる例で、今のところ他臓器への転移もなく、HSPも増加しています。

ガンは1人ひとりの患者さんによって異なります。外科的切除、放射線、抗ガン剤、温熱とその効果は異なります。主治医の先生とよく相談して治療するのが良いと思います。

手術不能の進行性胃ガン患者の胃ガン切除手術成功例

症例は、手術が不可能であった重症の肝硬変患者さんで、加温によって誘導したHSPにより手術が成功した世界初の症例です。

この患者さんは、進行性胃ガンと診断され、胃ガン切除手術を受けるために各種検査を受けたところ、肝機能が悪く、肝機能検査（肝アシアロシンチグラフィー）は正常値の4分の1でした（手術には最低2分の1必要）。強度の肝硬変のため（C型肝炎あり）、肝臓が手術に耐えられず、術後肝不全を起こすことから、胃ガン切除手術はできないと診断されました。進行性の胃ガンのため、化学療法をおこなっても余命一年と宣告され、患者さんはいったん退院されました。しかし、どうしても手術を受けたいと希望され、相談にみえました。

私としては、加温実験で肝の3分の2を切除したマウスの生存経験と、加温しておけば肝の10分の9を摘出しても生存可能（加温すれば10％の肝があれば生存する）という報告もあることから、手術は可能と考えました。

主治医に、動物実験の結果をふまえた加温によるＨＳＰの効果と、手術の日にＨＳＰが最大になるよう加温することを説明しました。主治医は、「今の状態で手術をした場合、99％肝不全になる。手術中にもちこたえられず死亡する可能性もある」と手術の危険性を強く主張されました。

99％肝不全になるといわれたときには、さすがに少々動揺しました。また、私たちの実験は、正常の実験動物を用いています。患者さんは強度の肝硬変です。これも心配の原因でした。が、2章で紹介した加温により肝硬変モデルラットが肝虚血・再灌流（さいかんりゅう）実験で１００％生存という報告に勇気づけられ、患者さんの加温をはじめることにしました。

患者さんを遠赤外線加温装置で加温し、ＨＳＰが最大となる日を求めたところ、この患者さんの場合は加温2・5日後であることが分かりました。主治医の手術許可を得るには、まず肝機能検査値を手術できる値にまで加温で増加させる必要があります。よって、肝機能検査（肝アシアロシンチグラフィー）の2・5日前に、患者さんを加温し、検査を受けました。その結果、前回のスペクトインデックス数値は約4500でしたが、加温によるHSPの効果で7800にまで増加していました。手術の許容値8000（正常20000、手術可能下限値10000）に少し満たなかったものの、患者さん本人と家族の強い要望で手術に踏み切ることになりました。

これでやっとスタートラインに立てることになります。本来は、もう少しHSPを増加させ、肝機能の値を改善してからのほうが、より効果的と思われました。しかし進行性ガンということもあり、早々に手術となりました。

次は、手術日に向けての加温です。手術時に最大のHSPとなるよう、2・5日前に加温を実施。術後1～2日後までに起こる急性肝障害に備えて、術後にHSPが最大となるようGGAの投与も実施し、万全を期しました。また、患者さん自身の手術への不安に対しては充分フォローし、精神的なHSPの低下のないよう努めました。

手術当日。術前の採血では、NK活性も約10％増加しており、感染症にも備えておきました。執刀医である主治医は手術の腕の良さでは定評の名医で、手術時間を短く、患者の負担をできるだけ軽減した配慮ある手術でした。手術による出血量も200〜300㎖と少なく、輸血もなく、2分の1胃切除術は大成功でした。患者さんは少々太めで、皮下脂肪が多く（血小板のみ投与）、その分手術は大変だったようです（ぜひ肥満の方はダイエットをしてください）。

術後はICU（集中治療室）に入ったものの、翌朝には、病棟に戻ることができ、その日の午後には、自分のベッドに戻れるまでになりました。心配していた、術後の急性肝障害もなく、酸素供給の管が取れ、歩行練習が開始され、点滴が取れ、抜糸――とすべて順調で、主治医も患者さんもご家族も驚くほど順調に回復しました。

術後9日目から、術後の回復治癒促進のため、週3回のマイルド加温を実施。2週目から週2回としました。私としては、すべて計画どおりの手術の成功と回復経過で、患者さん、執刀医、HSPの三位一体の協力で、加温による効果を最高に発揮できた世界初の症例となりました。

症例は、1例ごとに異なります。HSPを誘導させる加温療法は、HSPを指標として、症例毎に最高の条件にすることが可能な、おのおのの患者さんに合ったオーダーメイドの療法です。

補足　より詳しい肝の機能や形態を診断するためには、肝アシアロシンチグラフィーをおこないます。肝細胞にはアシアロ糖タンパクを受け取るレセプター（受容器）が存在し、アシアロ糖タンパクはこのレセプターに結合して肝細胞の中に取り込まれます。そこで、アシアロ糖タンパクに放射性物質を標識した物質を静脈に注射し、血中から消失して肝に集積する速度を、放射線を検出するカメラで測定します。このときの肝への集積の様相を評価して肝機能を診断します。

あとがき

この本は、多くの方にＨＳＰを知ってもらい、自分でＨＳＰを高め、細胞を強化して元気な日々を送ってもらうために書きました。

本のタイトル『ＨＳＰが病気を必ず治す』については、いろいろな方の意見を聞きました。術前・術後の加温をおこなった進行性胃ガンの患者さんに意見を聞いたとき、タイトルに〝必ず〟があったほうがいいとはっきりいわれ、患者さんの意見に納得して〝必ず〟を入れました。あとでもう一度考えてみると、〝必ず〟という言葉は私にはどうも強すぎるように思えました。その患者さんに〝必ず〟があるとこれから背伸びしなければいけないので大変だから削除したいと申し出ると、「人は、背伸びしなきゃいけないときがある。先生は、今がそのとき」といわれ、大いに感激しました。術前は、手術不可能の診断に打ちひしがれていた患者さんが、手術が成功し元気になった今、逆に私を励ましてくださる。とてもうれしいことです。

大分県直入町にある長湯温泉の伊藤医院の伊藤恭先生は、忙しい日々の診療のなかで、生活習慣病を温泉療法で治そうと研究なさっています。そして、直入町をあげて、日本一の炭酸温泉を盛り上げようと、観光だけでなく、伊藤先生は研究成果を交えエビデンスとして実証しようとされています。その姿勢がこれからの温泉には必要だと思いました。長湯温泉での共同研究では、何度も台風のため、今日は台風で飛行機が休航とか、台風で道路が閉鎖され検体の宅配便が届かないとか、ハプニング続きでした。伊藤先生には、ぜひ、これからも頑張っていただきたいと思います。

ご自分の入院を期に、80歳のご高齢にもかかわらず、シニアの方を対象にしたＨＳＰによる加温療法のための医院に改装なさった、田の井久子先生とスタッフの方には敬服いたします。田の井先生から、最近は予約がいっぱいで大変とうれしいお便りをいただきました。「患者さんが、ほんのり頬が桜色になって、恋したようにうれしそうに帰っていかれる。ＨＳＰの温熱療法にしてから、病院が明るくなった」といわれた田の井先生の言葉が、とても印象的でした。

非侵襲的で副作用のないＨＳＰによるマイルド加温療法は、高齢者にも適しており、これからの高齢化社会において、大きな役割をはたすと思われます。

２００３年に愛知医科大学で開催した温熱療法の不思議の市民講座では、川津祐介氏のご協力により、自ら司会を引き受けてくださり、一般の方へのＨＳＰのデビューとして大成功でした。そして、２００４年のＮＨＫ「ラジオあさいちばん　健康ライフ——温熱療法の不思議——」は大変好評で、続編まで企画していただきました。市民講座に参加していただいた方々、そしてラジオを聞いてくださったリスナーの皆さまから、たくさんのお便りをいただきました。有り難うございました。ほとんどの方から「著書はありませんか」と尋ねられ、今回やっとそれにお応えできることになりました。一部責任がはたせたのではないかと思います。

ＨＳＰの研究は、最初、培養細胞からはじまり、動物実験へ、そして、健常者（健康な人）、患者さん（病気の人）と進めてきました。私の場合は、10年近く続けてきた基礎研究が実際にアスリート（運動選手）や、医療の場で患者さんに適用でき、本当に幸運なケースとなりました。

この本の執筆にたどり着くまでには本当に多くの皆さまのご協力をいただきました。稿を終えるにあたり、皆さまに深く感謝いたします。

２００５年新春

愛知医科大学医学部附属核医学センター　伊藤要子

●著者略歴

伊藤要子（いとう・ようこ）

名城大学薬学部薬学科卒業後、名古屋市立大学医学部にて医学博士学位取得。愛知医科大学医学部第一生理学講座にて血液の研究に従事し、1985年〜86年人工心臓で世界的に有名な米国クリーブランド・クリニックにリサーチフェローとして留学。帰国後、同大学医学部放射線医学講座にてHSPの研究に取り組む。同大学核医学センタ助教授、同大学泌尿器科学講座准教授を経て、現在　修文大学健康栄養学部管理栄養学科教授。1995年日本ハイパーサーミア学会優秀論文賞受賞。日本ハイパーサーミア学会代議員、学会認定指導教育者、日本温泉気候物理医学会評議員、国際個別化医療学会顧問、臨床ストレス応答学会会員など。

からだを温めると増えるHSPが病気を必ず治す

2005年2月10日　第1刷発行
2015年9月1日　第6刷発行

著　者　伊藤要子

発行人　唐津　隆

発行所　株式会社ビジネス社

〒162-0805 東京都新宿区矢来町114番地　神楽坂高橋ビル5階
電話　03（5227）1602（代表）
http://www.business-sha.co.jp

カバーデザイン／小柳奈緒美
カバー印刷／近代美術株式会社　本文印刷・製本／凸版印刷株式会社
〈編集担当〉沖浦康彦　〈営業担当〉山口健志

ISBN978-4-8284-1173-6